SABRINA FLEISCH ist als Angst- und Stressbewältigungstrainerin und psychologische Beraterin tätig in Linz. Neben zahlreichen Workshops und Seminaren in Schulen, Unternehmen und Vereinen hilft sie auch in Einzelgesprächen bei den Themen Stressmanagement, Burnout-Prävention, Entspannung, Ängste überwinden, Selbstzweifel ablegen, Gewohnheiten ändern sowie glücklich und zufrieden leben. Sie leitet sehr erfolgreich die Lernwerkstatt Linz.
Von Sabrina Fleisch sind in unserem Hause außerdem erschienen:
Selbstvertrauen gewinnen, Selbstzweifel besiegen
Abnehmen beginnt im Kopf
Sei stärker als die Angst

SABRINA FLEISCH

PRÜFUNGS ANGST *loswerden*

Mentale Strategien zur Vermeidung von Blackouts, Nervosität und Blockaden

Ullstein

Besuchen Sie uns im Internet:
www.ullstein.de

Wir verpflichten uns zu Nachhaltigkeit
- Klimaneutrales Produkt
- ullstein.de/nachhaltigkeit

Wichtiger Hinweis:
Die Ratschläge in diesem Buch sind von der Autorin und dem Verlag sorgfältig erwogen und geprüft. Sie bieten jedoch keinen Ersatz für kompetenten medizinischen Rat oder psychologische Hilfe. Jeder Leser ist für sein eigenes Handeln selbst verantwortlich. Alle Angaben in diesem Buch erfolgen daher ohne jegliche Gewährleistung oder Garantie seitens des Verlages. Eine Haftung der Autorin bzw. des Verlages und seiner Beauftragten für Personen-, Sach- und Vermögensschäden ist ausgeschlossen. Zum Schutz von Personen wurden Namen verändert und Handlungen, Ereignisse und Situationen abgewandelt.

FSC
www.fsc.org
MIX
Papier | Fördert gute Waldnutzung
FSC® C021394

Originalausgabe im Ullstein Taschenbuch
1. Auflage März 2024

Bildnachweise: © privat, bis auf S. 28, 29, 182: Freepik

Umschlaggestaltung: zero-media.net, München
Titelabbildung: © FinePic®, München
Satz: Denise Sterr, Dornbirn
Gesetzt aus der Macklin Text
Druck und Bindearbeiten: ScandBook, Litauen
ISBN 978-3-548-06635-6

Inhalt

Gratulation!

Du hast gerade den ersten und
wichtigsten Schritt gemacht,
um deine Prüfungsangst zu bekämpfen –
du hast dich entschieden,
dich deiner Angst zu stellen!

Wenn du nicht an dich glauben würdest,
hättest du dieses Buch nicht in deinen Händen.

Du fühlst dich bereit, an dir zu arbeiten, und
glaubst daran, dass du stark genug bist,
dein Leben positiv verändern zu können.

Wenn du an dich glaubst, ist alles möglich.
Du übernimmst ab heute Verantwortung für dich,
dein Leben, deine Gefühle und dein Handeln. Ich
bin stolz auf dich!

Du darfst Angst haben und kannst
zugleich mutig sein. Nutze diesen Moment
des Mutes und der Stärke aus!

Lass dich von diesem Buch unterstützen.
Arbeite es durch, und du wirst Schritt für Schritt,
Seite für Seite lernen und wachsen.

Im Gegensatz zu anderen Büchern,
die dir einseitig und frontal Wissen weitergeben,
hast du dich für ein Arbeitsbuch entschieden.

Da dieses Buch dich auffordert,
aktiv zu werden,
kannst du nicht anders,
als ins Handeln zu kommen.

Ganz nach dem Motto:
Selbsterfahrung und Selbstreflexion.

Wir werden deine Angstgedanken erkennen,
einen Umgang mit deinen Gefühlen erlernen
sowie neue Verhaltensweisen etablieren.

Du kannst viel mehr,
als du dir gerade zutraust.

IN DIESEM BUCH LERNST DU:

- deine Angstgedanken zu prüfen und zu verändern
- deine Gefühle wahrzunehmen, zu würdigen und loszulassen
- deinen Körper zu beruhigen und zu entspannen
- deine Fantasien und Bewertungen gezielt umzuformen
- die Angst, Fehler zu machen, abzulegen
- an dich zu glauben und dir zu vertrauen
- dein Verhalten aktiv zu steuern und Einfluss zu nehmen
- deine Prüfungsangst abzulegen und dein gesamtes Potenzial auszuschöpfen

1.

Einleitung

Du hast schwitzige Hände, einen schnellen Puls, geweitete Pupillen, und deine Muskeln spannen sich an? *Was passiert, wenn ich etwas Falsches sage? Was ist, wenn ich die Fragen nicht beantworten kann? Was ist, wenn ich mich zu wenig vorbereitet habe? Was ist, wenn ich mich blamiere? Was denken die anderen dann über mich? Wer bin ich dann?*

Wer bin ich, wenn es schiefgeht?

Prüfungsangst ist ein weitverbreitetes Phänomen, das nicht nur Schüler und Studierende betrifft. Auch im Berufsleben gibt es immer wieder Situationen der Überforderung, die belastend sein können. Angst, Stress und Scham sind Gefühle, die uns handlungs- und denkunfähig machen. Wir fühlen uns schutzlos ausgeliefert und machtlos, die Herausforderung bewältigen zu können. Immer wieder läuft derselbe Furcht einflößende Film ab, der uns selbst immer wieder in das Versagen eintauchen lässt.

Heute steigen wir aus diesem Horrorfilm aus.

Du entscheidest dich heute, die Prüfungsangst zu bekämpfen. Du bist stark, stärker, als du im Moment vielleicht glaubst. Du hast schon so viele Herausforderungen gemeistert, und auch diese wirst du meistern, wenn du bereit bist, diesen Weg anzutreten. Auch wenn du es nicht immer leicht haben wirst.

So manch steinige Wegpassagen wird es geben sowie Stellen, an denen du klettern musst oder du dich verloren fühlst, weil du die Orientierung verloren hast. Solange du dich dafür entscheidest, weiterzugehen und nicht umzudrehen, wird diese Reise eine der lehrreichsten Erfahrungen überhaupt für dich werden. Wir lernen und wachsen genau dann, wenn wir es müssen - in schwierigen Situationen. Hier eignen wir uns neue Fähigkeiten an, um die neuen Wege beschreiten zu können. Für diesen Weg rüste ich dich symbolisch gesehen mit einem gut gefüllten Rucksack aus, einer wasserdichten Regenjacke, bequemem Schuhwerk und einem schützenden Hut.

Wir müssen gewisse Denk- und Handlungsroutinen, die uns früher Sicherheit gegeben haben, aufgeben und sozusagen Neuland betreten. Unsicherheit und Angst sind kein Zeichen, dass wir aufhören oder umdrehen sollten. Wir können Angst verspüren und trotzdem weitergehen. Wir können unsicher sein und trotzdem den Weg fortsetzen.

Wir wachsen an herausfordernden Situationen.

Durch Selbstbeobachtung kommen wir zur Selbsterkenntnis. Diese Erkenntnisse sind oft unangenehm, jedoch wichtig, um in die Veränderung zu kommen. Daher freue dich über den Aufbruch aus der gewohnten Komfortzone, heiße die Gefühle willkommen, und sieh diese als wichtiges Zeichen für Wachstum und Weiterentwicklung.

Mit zahlreichen Techniken, Übungen, Methoden und dem nötigen Theoriewissen wirst du eine Ausrüstung mit an die

Hand bekommen, die es dir ermöglicht, diesen beschwerlichen Weg bis zum Ende zu gehen. Jedoch musst du diese Schritte selbst machen und die Wanderung fortsetzen – die Erfahrung kann dir niemand abnehmen.

»Wer seine Ängste überwunden hat,
wird wirklich frei sein.«
Aristoteles

DIE 4 EBENEN DER PRÜFUNGSANGST

Da Prüfungen uns unser Leben lang begleiten, ist es sinnvoll, Strategien und Entspannungstechniken zu erlernen, mit denen wir Stress, Nervosität und Blackouts in den Griff bekommen.

Um die Prüfungsangst abzubauen, werden wir in diesem Buch 4 Bereiche bearbeiten:

Gedanken – Gefühle – Körper – Verhalten

- Gedanken (z.B. »Es wird schiefgehen!«, »Ich kann das nicht!«, »Ich bin ein Versager!«)
- Gefühle (z.B. Traurigkeit, Angst, Scham, Frust, Ärger, Gereiztheit)
- Körper (z.B. Herzrasen, Schwitzen, Übelkeit, Magenschmerzen)
- Verhalten (z.B. aufschieben, exzessiv lernen, vermeiden, Rückzug, aufgeben)

Wir werden uns ansehen, welche Gedanken dir durch den Kopf gehen und welche Fantasien du hast. Ich werde dir zeigen, wie du systematisch diese Glaubenssätze verändern und ablegen kannst, damit es keine sich selbst erfüllende Prophezeiung wird.

Du wirst lernen, mit deinen Gefühlen umzugehen und unangenehme Emotionen loszulassen, damit sie dich nicht mehr belasten und aufhalten.

Ich werde dir in diesem Buch zeigen, wie du deinen Körper nutzen kannst, um dich zu stärken, Selbstbewusstsein zu spüren sowie deine negativen Assoziationen mit Prüfungen zu kontrollieren und zu steuern.

Zuletzt werden wir uns noch ansehen, mit welchen Verhaltensstrategien du die Prüfungsangst noch besser abfedern kannst, um immer weniger in den negativen Angststrudel zu geraten.

»Angst wurde im selben Moment
wie die Menschheit geboren.
Und da wir sie niemals meistern können,
müssen wir lernen, mit ihr zu leben –
so wie wir gelernt haben, mit Stürmen zu leben.«
Paulo Coelho

2.

So arbeitest du mit diesem Buch!

Hole das Maximum aus diesem Buch heraus, lerne dich kennen, stärke dich und wachse über dich hinaus. Meine Empfehlungen an dich, um deine Grenzen zu überwinden und angstfrei durchs Leben zu gehen, sind:

- Beantworte jede Frage und lasse keine Übung aus. *(Vielleicht hilft dir diese Übung mehr, als du vermutest.)*
- Versuche stets, in ganzen Sätzen zu antworten.
- Nimm dir Zeit, jede Frage ausführlich zu beantworten.
- Es gibt kein Richtig und kein Falsch.
- Bleibe hartnäckig und halte durch, auch wenn es mal schwer wird.
- Schreibe dir wichtige Erkenntnisse auf Notizzettel und lege sie dir in Sichtweite hin.
- Stelle dir im Alltag auch weiterhin Fragen, die dir weiterhelfen.
- Wiederhole hilfreiche Übungen und nutze den Trainingseffekt!
- Sei nicht zu streng mit dir: Gehe liebevoll mit dir um – wie mit deinem*r besten Freund*in.

3.

Prüfungsangst

Du bist nervös vor einer Prüfung? Prinzipiell ist das vollkommen normal! Eine gewisse Aufregung zeigt nur, dass dir die Prüfung und deren Ergebnis wichtig sind. Wären sie dir gleichgültig, würden diese körperlichen Symptome und Angst einflößenden Gedanken nicht vorkommen. Also klasse, dass du hier Vollgas gibst und du die Situation ernst nimmst!

Gelassenheit ist Desinteresse.

Bei manchen Menschen nimmt die Angst allerdings so überhand, dass sie sich im schlimmsten Fall an gar nichts mehr erinnern können und einen Blackout haben. In diesem Fall messen wir nicht nur dem Ergebnis zu viel Bedeutung bei, sondern auch den Gedanken und spürbaren Emotionen. Unsere negative Bewertung sowie das Kopfkino spielen uns einen Streich und lassen eine normale Situation gefährlich, bedrohlich und unüberwindbar erscheinen.

Du bist nicht allein!

Seit fast 20 Jahren untersucht die OECD weltweit die Leistungsfähigkeit der Schülerinnen und Schüler im internationalen Vergleich. 52 % gaben an, dass sie Angst haben, dass der Test zu schwer für sie ist. 53 % haben der Studie zufolge Angst vor schlechten Noten, und 42 % haben selbst dann noch Angst vor Prüfungen, wenn sie sich gut vorbereitet[1] haben. Prüfungsängste haben nach der Studienreform mit Einführung der Bachelor- und Masterstudiengänge zwischen 1993 und 2008 um 51 % zugenommen, wie eine Studie von Psychologen der Universität Heidelberg belegt.[2]

Über 50 % der Schülerinnen und Schüler haben Angst.

Das wiederum zeigt, welchen Stellenwert Ausbildungen und schulische Leistungen in unserer Gesellschaft haben. Wir versuchen uns darüber zu definieren und uns Wert zu geben. Prüfungen sollen ein Beweis für unser Können sein, unser Wissen und unsere Disziplin. Jedoch ist eine Prüfung nicht unbedingt die beste Bestätigung dafür. Denn wertvoll, talentiert und liebenswürdig sind wir alle, egal, ob mit Schul- oder Studienabschluss.

Prüfungsangst nährt sich von negativen Gedanken.

Bei der Prüfungsangst an sich geht es nicht um die Prüfung selbst, es geht darum, was wir von uns selbst denken und welche Konsequenzen es für uns haben wird, sollten wir den Test vermasseln. Auch der Gedanke, wie andere uns nach einer Niederlage sehen könnten, verstärkt die Angst. Denn auf einer einsamen Insel hättest du weniger Probleme damit, eine Prüfung nicht zu bestehen, da ein Scheitern dort niemandem auffallen würde.

Obwohl wir dieselbe Person wie zuvor sind, wäre es doch schmerzhaft, und unser Selbstbewusstsein würde darunter leiden. Wir glauben, ein Versager zu sein, und vergessen all das, was wir schon geleistet haben. Das eine Ergebnis steht in diesem Moment sinnbildlich für unser ganzes Leben. Das Versagen bei der Prüfung steht für das Versagen im Leben. Wir glauben, dass wir der Fehler sind, dass dieses Prüfungsergebnis ganz viel über uns aussagt und unser Scheitern im Leben versinnbildlicht.

Du machst Fehler, du bist aber kein Fehler.

Diese Gedanken sind nicht richtig. Du hast Gedanken, aber es heißt nicht, dass jeder Gedanke der Wahrheit entspricht. Nicht jedem Gedanken muss Folge geleistet werden. Sich bedroht zu fühlen und sich selbst als Ursache des Versagens zu betrachten, sich selbst nicht zu vertrauen und das Schlimmste heraufzubeschwören ist erlernt. Die Bedeutung, die wir Schule, Lernen, der Wichtigkeit der Meinung anderer oder der Präsentation vor dem Kunden beimessen, löst die Blockaden und Ängste aus.

Ganz wesentlich ist unsere Einstellung: Es sind unsere Erfahrungswerte und die Wichtigkeit, die wir dem Test zuordnen. Auch der Selbstwert spielt eine Rolle, denn sollte ein Missgeschick oder Fehler passieren, würde er in Mitleidenschaft gezogen. Je nachdem, wie wir unsere eigenen Kompetenzen einschätzen und wie hoch die Bedeutung der Prüfung für uns ist, desto ängstlicher oder entspannter reagieren Körper und Psyche.

Prüfungsangst entsteht aufgrund unserer Bewertungen.

Angst entsteht nicht aufgrund von sachlichen Beschreibungen: »Ich setze mich hin, nehme einen Stift in die Hand und bemale das Papier. Ich spreche mit einer Person und erzähle, was ich weiß.« Starke Nervosität und Überforderung entstehen aufgrund von Bewertungen und Interpretationen. Angst entsteht aufgrund von möglichen Konsequenzen in der Zukunft, die wir heute aber noch gar nicht einschätzen können. Wenn wir nur die Tatsachen beschreiben würden, wären auch die Emotionen nicht so stark im Spiel.

Es ist nicht die Tatsache an sich, es ist unsere eigene Psyche, die diese Situation als lebensbedrohlich einstuft und uns dazu zwingt, uns vor dieser massiven Bedrohung zu verteidigen. Dies bedeutet unter anderem, den Kopf auszuschalten, um die Energie für die Muskeln einsetzen zu können. Denn unsere Beine und Arme sind im Kampf oder bei der Flucht wichtiger als unser Gehirn, das eher mathematische Formeln oder englische Vokabeln zur Verfügung stellen könnte.

Im Alarmmodus geht es ums reine Überleben, daher braucht es die Energie in den Muskeln, und ein Blackout ist der beste Lösungsversuch unseres Körpers, auf die Bedrohung zu reagieren und die Energie optimal zu verteilen.

Ein Blackout entsteht,
wenn wir uns bedroht fühlen.

Ein gefürchteter Blackout entsteht aufgrund starker Angst, bei der die Informationsübertragung im Gehirn nicht mehr funktioniert. Der Kopf ist leer. Unser Gehirn bringt die beste Leistung, wenn wir weder gleichgültig noch zu angespannt sind. Daher braucht es ein gesundes Maß an Anspannung, um die Situation gut meistern zu können.

Prüfungsangst aktiviert die Amygdala.

Prüfungsangst entsteht aufgrund von negativen Zukunftsszenarien, bei denen wir uns bedroht fühlen. Die Amygdala ist verantwortlich für die Bewertung und Wiedererkennung von Situationen sowie die Analyse möglicher Gefahren und der daraus entstehenden bedrohlichen Konsequenzen. Diesem Teil des Gehirns müssen wir wieder signalisieren, dass der ausgelöste Alarm nicht notwendig ist.

Wie bei einem Kind, das Angst hat, Monster unter seinem Bett zu finden, muss auch hier immer wieder unters Bett geschaut werden, um die Angst einflößende Bewertung mit den einhergehenden Gedanken allmählich wieder zu verlernen. Bis der Kopf von selbst weiß, dass der Gedanke »Hier sind Monster unter dem Bett« nur ein Gedanke ist, aber nicht die Realität. Dieser Gedanke soll mich wachsam machen, und zugleich darf ich ihn weiterziehen lassen, ohne ihm weitere Aufmerksamkeit zu schenken. Eine schrittweise Annäherung mit guter Begleitung ist hier hilfreich.

Einmal mehr aufstehen als hinfallen.

Auch zu scheitern, zu versagen oder Fehler zu machen ist normal und gehört zum Leben und Lernen dazu. Es ist kein Beweis dafür, dass wir zu schlecht, unwissend oder untalentiert sind. Es ist ein normaler Prozess – wie das Hinfallen bei den ersten Gehversuchen. Es geht nicht darum, dass du niemals hinfällst. Es geht darum, dass du nach dem Hinfallen wieder aufstehst und weitermachst.

Denn nur wenn du liegen bleibst, beweist du dir, dass du wirklich zu unfähig bist. Solange du weitermachst und gar nicht anders kannst, als besser zu werden, wirst du eines Tages sehen, dass es möglich war. Denn unser Gehirn begründet unser Verhalten im Nachhinein. Das gezeigte Verhalten wird stärker abgespeichert als der auslösende Gedanke, so merkst du dir z.B.: »Ich bin nicht zum Karaokeabend gegangen, weil ich zu schlecht singe und andere mich auslachen könnten.« Da wir uns der Situation entzogen haben, können wir unsere Gedanken und Bewertungen nicht ändern. Unser Kopf findet gute Gründe, um das eigene Verhalten zu rechtfertigen, und wird das Vermeiden einer bestimmten Situation als Versagen abspeichern und es beim nächsten Versuch noch schwieriger werden lassen.

Daher ist es wichtig, Vermeidungsziele in Annäherungsziele zu verwandeln, in kleine Schritte, um der Angst zu begegnen und neue Erfahrungen machen zu können, um die automatisierten Gedanken und Bewertungen nach und nach zu verändern.

Prüfungssituationen haben wir ein Leben lang.

Vermeiden lassen sich Prüfungssituationen nicht, Prüfungen begleiten uns ein Leben lang. Es gibt dafür nicht immer Noten, aber wir müssen uns immer wieder bewähren und zeigen, was wir können.

Daher entscheide dich heute dazu, einen neuen Umgang mit deiner Angst zu erlernen. Beweise dir heute, dass du trotz deiner Angst weitermachst, anders handelst, als es dir die Angst ins Ohr flüstert, um ihr zu zeigen: »Hey, das war nicht so groß und schlimm wie vermutet.« Denn unsere Bewertungen können wir nur verändern, wenn wir neue Erfahrungen machen. Erst durch erneutes Versuchen können wir positive Erfahrungen sammeln und somit der Angst allmählich ihre Grundlage entziehen.

Angst gehört zum Leben dazu.

Jeder Mensch hatte schon mal Angst. Wir alle kennen dieses Gefühl, jede einzelne Person. Das Gefühl der Angst ist wichtig für den Menschen, da wir dadurch angetrieben werden, Schutzvorkehrungen zu treffen, uns bestmöglich vorzubereiten und die Gefahr möglichst gut einzudämmen. Jedoch sollte keine Angst Einfluss auf unsere Entscheidungen nehmen oder gar die Lebensqualität beeinträchtigen. Denn oft wissen wir, dass unsere Ängste irrational oder übertrieben sind, und doch können wir nicht aus diesem intensiven Gefühl aussteigen.

Nimm deine Angst an die Hand.

Das Gute ist, Angst wird auch immer von Mut begleitet. Mut gibt es nicht ohne Angst. Angst existiert nicht ohne Mut. Sie kommen als Team. Entscheide dich, den mutigen Anteil in dir zu stärken und die Angst wie ein kleines Kind an der Hand mitzunehmen. Fürsorglich und verständnisvoll nimmst du die Angst mit in die neuen, ungewohnten Situationen, die natürlich verunsichern und ängstigen können. Und zugleich können wir als mutiger, starker und erwachsener Anteil unserer kleinen Angst sagen, dass es in Ordnung ist, Angst zu haben, und wir für sie da sind.

Mut wird immer von Angst begleitet.

Wenn eine Angst sehr groß ist, größer als objektiv notwendig, spricht das dafür, dass diese Angst aus einer früheren Zeit stammt, als wir noch klein waren und die Ängste groß. Oft war es so, dass Menschen uns nicht gut bei der Angstbewältigung begleiten konnten und wir uns somit allein und hilflos gefühlt haben.

Wenn du in dich hineinspürst, merkst du vielleicht, dass du dich auch viel kleiner und jünger fühlst, wenn die Angst da ist. Möglicherweise fühlst oder verhältst du dich plötzlich, als wärst du 4 Jahre alt. Das ist ein Anzeichen für unbewältigte Ängste und Angsterfahrungen aus der Kindheit.

Fühle in dich hinein! Wie alt fühlst du dich, wenn du die Prüfungsangst wahrnimmst?

____

____

____

Mit dieser Erkenntnis können wir uns heute, Jahre später, wieder in unser aktuelles Alter begeben, uns erwachsener fühlen, aufrichten und mit geradem Rücken und starken Beinen weiterschreiten.

Deine Vergangenheit
bestimmt nicht deine Zukunft.

Deine Vergangenheit ist nicht deine Zukunft. Vergangene Situationen sind der Ausgangspunkt für die heutige Einschätzung der Situation, aber es ist nicht möglich, dass sich die exakt selbe Situation wieder exakt so zutragen wird. Denn die Vergangenheit liegt hinter uns. Und deine Zukunft ist rein, unbeschrieben und nicht erkundet. Du kannst nicht hellsehen oder die Zukunft voraussagen. Hättest du vor 5 Jahren gedacht, dass du heute an diesem Punkt bist? Hattest du es dir nicht ganz anders ausgemalt und vorgestellt? Das ist der Beweis dafür, dass wir Menschen natürlich nicht einschätzen können, wie sich unser Leben entwickelt.

Welche zurückliegenden Situationen, die nie wieder exakt so passieren können, dienen dir als Erfahrungswert?

Warum werden diese Situationen so nicht mehr eintreten? Was ist heute anders als damals?

Auch wenn ähnliche Situationen auf dich zukommen, z.B. Präsentationen, Diplomprüfungen, Gesangswettbewerbe etc., bist du heute ein stärkerer und erfahrenerer Mensch als damals, als so manche Situation kaum zu bewältigen und dich zu überfordern schien. Auch die Prüfer, das Publikum, die Kunden sowie dein stärkendes Umfeld sind heute anders. Du hast heute so viel mehr Ressourcen als früher, um all dies zu bewältigen.

Und du bist heute als gereifte Persönlichkeit in dieser angstbesetzten Situation. Hole nun bewusst diesen älteren, fähigen und wissenden Anteil in dir an deine Seite. Lasse ihn immer mehr in die Situationen wachsen und führen. Nimm die kleine Angst an der Hand mit, blicke zu ihr hinunter, besänftige sie und gehe als fürsorgliches, mutiges Beispiel voran. Denn so lernt deine Angst von dir und wird sich immer mehr trauen.

Nimm deinen ängstlichen Anteil an die Hand. Zeichne dein heutiges Ich und an deiner Hand die kleine Angst mit ihren Sorgen, Unsicherheiten und Befürchtungen. Fülle die Sprechblasen, was du deiner Angst sagen kannst, um sie zu beschwichtigen. Was würdest du einem Kind sagen, wenn es Angst hat? Was hättest du gerne gehört, wenn du verängstigt warst?

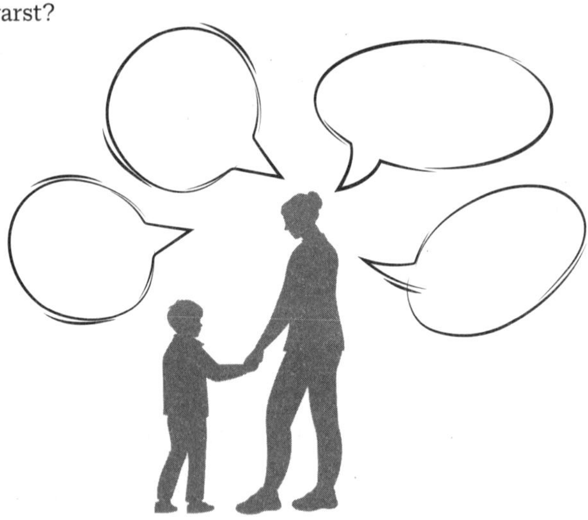

Sei heute für dich und deinen ängstlichen Anteil da. Zu einem kleinen Kind wärst du auch nicht derartig kritisch und ablehnend: »Hör auf, Angst zu haben. Stell dich nicht so an!« Ein Kind würde sich dadurch noch eingeschüchterter fühlen, noch kleiner, hilfloser und verängstigter.

Sobald du dich um den jungen Anteil kümmerst, da bist, zuhörst, die Gefühle wahrnimmst und ernst nimmst, fühlt sich das Kind verstanden und gut aufgehoben. Du wirst merken, sobald es dem ängstlichen Teil gut geht und du ihm sagst: »Ich bin da, wir machen das gemeinsam!«, wird auch bei dir die Angst weniger werden.

Sobald es deinem inneren Kind gut geht,
wird es auch dir gut gehen.

Sei du heute für dich die Person, die du damals gebraucht hättest. Sei verständnisvoll, fürsorglich und liebevoll zu dir.

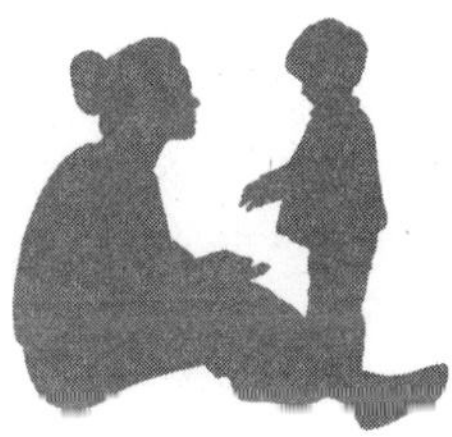

WAS IST PRÜFUNGSANGST?

Im Grunde ist Prüfungsangst eine besondere Form der sozialen Angst – die Angst, von anderen Menschen negativ bewertet zu werden. Wie bereits erwähnt, wäre eine Prüfungssituation nicht dramatisch, wenn niemand es mitbekommen würde und du allein auf dieser Welt wärst.

Auch wenn die Furcht zu versagen mitspielt, ist die soziale Bewertungsangst der Hauptgrund für die starke Nervosität und den gefürchteten Blackout. Du hast Angst, dich zu blamieren, abgelehnt oder gar ausgelacht zu werden. Du siehst dich selbst als weniger wertvollen und liebenswerten Menschen. Auch wenn du glaubst, dass andere das so sehen würden, sind es doch unsere eigenen Gedanken, die uns das einreden. Selten ist es der Fall, dass diese Sätze jemals zu uns gesagt wurden.

Das Gefühl dahinter ist Scham. Man schämt sich für sich selbst, die eigene Leistung, die mögliche Kritik von Familie und Freunden. Diesem eventuell in der Zukunft auftretenden Gefühl wird vorgegriffen, indem man es schon vorher durch Gedanken auslöst. Grübeleien über mögliche zukünftige Konsequenzen wie z.B. Spott, Statusverlust, Kritik, evtl. Arbeitslosigkeit führen zu körperlichen Symptomen wie Atemnot, Herzrasen, Taubheit, Kribbeln etc.

Wenn du eine Prüfung schreiben müsstest, ganz allein auf einer einsamen Insel, und niemand würde das Ergebnis je mitbekommen, wäre es weniger dramatisch und angsteinflößend? Was wäre anders? Wie würdest du die Situation dann betrachten? Was wäre statt der Angst da? Wie würdest du dich verhalten?

Es ist nicht die Prüfung und auch nicht das Ergebnis, das den Schrecken in uns auslöst, sondern die befürchtete Reaktion des sozialen Umfelds sowie unsere eigene Selbsteinschätzung im Vergleich zu anderen.

Wir mögen keine perfekten Menschen.

Es ist lobenswert, dass du die beste Version von dir sein möchtest, perfekt, fehlerfrei und liebenswert - jedoch lieben wir keine Perfektion.

Perfekte Menschen machen uns Angst. Wir lehnen sie sogar ab und meiden sie, da wir uns in deren Gegenwart unwohl fühlen. Jemand, der alles weiß, alles kann, wunderschön ist und funktioniert wie eine Maschine, ist derart unmenschlich und einschüchternd, dass wir unsere Zeit nicht gerne mit diesem Menschen verbringen.

Wir lieben Menschen genau aufgrund ihrer nicht perfekten Seiten. Denn genau dann dürfen wir uns auch erlauben, nicht perfekt zu sein. Erst wenn jemand zugibt, dass er ein miserabler Koch ist, erzählen wir von unseren gescheiterten Koch- und Backversuchen. Erst wenn wir uns öffnen und von unseren Momenten des Scheiterns berichten, erzählen andere von ihren missglückten Versuchen im Leben. Diese ehrlichen Augenblicke verbinden uns ungemein mit anderen Menschen. Genau wenn wir uns verletzlich zeigen und unsere Schutzhülle fallen lassen, begegnen wir anderen auf einer tiefen, verbundenen Ebene. Kein Mensch ist fehlerfrei, niemand hat jemals keine Fehler gemacht. Wir alle wurden schon mal kritisiert. Jeder kennt das Gefühl von Angst und Ablehnung. Trotzdem sind es genau die Unvollkommenheiten und kleinen Macken, die unsere Liebsten von anderen unterscheiden, weshalb sie zu unseren besten Freunden werden. Es ist das eigenartige Lachen, die Tollpatschigkeit, die besonderen Vorlieben oder eine einzigartige Nase - genau das macht diesen Menschen aus. Es ist der Dialekt, die süße Zahnlücke, oder es sind die unbezähmbaren Haare, die diese Person von anderen unterscheiden. Genau das ist es, was den Menschen besonders macht. Ein Markenzeichen, das gesehen und geliebt wird. Es ist das, was derjenige oft an sich ablehnt, aber eben auch genau das, was andere Menschen dazu bewegt, diesen Menschen zu mögen und zu lieben.

»Hab keine Angst vor Perfektion -
du wirst sie nie erreichen.«
Salvador Dalí

Somit ist es nicht erstrebenswert, frei von Fehlern zu sein. Makellos zu sein würde dazu führen, dass wir unsere Identität und Einzigartigkeit verlieren. Wir würden ein sehr einsames Leben führen, da sich in unserer Gegenwart niemand wohlfühlen würde und wir zugleich als unheimlicher Roboter oder leblose Puppe wahrgenommen würden. Eine perfekte Hülle ohne spannenden Inhalt.

Wenn du deine Fehler zeigst, erlaubst du
auch anderen, Fehler zu machen.

Wenn Perfektion kein erstrebenswerter Zustand ist – was wäre dann ein erstrebenswertes Ziel in deinem Leben?

Halte dir immer wieder vor Augen, dass es nicht das Ziel ist, perfekt zu sein. Je mehr du dein authentisches Ich zeigst, umso mehr wirst du gemocht und geschätzt werden. Zugleich bedeutet dies auch, dass du dich trauen darfst, dein wahres, authentisches Ich zu zeigen. Genau dafür möchtest du auch geliebt werden – für das, was du wirklich bist. Wie können wir diese Liebe und Wertschätzung bekommen und die richtigen Menschen in unser Leben ziehen, wenn wir uns selbst verbieten, uns so zu zeigen, wie wir sind?

Wenn wir aber den anderen noch gar keine Chance geben konnten, unser wahres Ich zu mögen, wie können wir dann wissen, dass sie uns nicht mögen? Hier würden sie lediglich eine Hülle, eine Vorstellung von uns ablehnen, aber nicht unser wahres Selbst.

Beginne, dich selbst zu akzeptieren, zu schätzen und möglicherweise eines Tages auch zu lieben. Die anderen werden es dir gleichtun. Denn nur wenn du dich selbst ernst nimmst, werden dich auch die Menschen in deinem Umfeld ernst nehmen und respektvoll mit dir umgehen.

WODURCH WIRD PRÜFUNGSANGST AUSGELÖST?

Schlechte Erfahrungen

Der Mensch lernt aus Erfahrungen. Wir wollen uns schmerzhafte Erlebnisse merken, damit wir uns in Zukunft besser darauf vorbereiten können. Dieser eingebaute Alarm unseres Gehirns ist überlebenswichtig. Genau weil wir einmal an einer bestimmten Stelle vom Fahrrad gefallen sind, passen wir die nächsten Male besser auf, wenn wir hier vorbeikommen. Weil uns einmal die Pausenbrotbox im Rucksack aufgegangen ist, nehmen wir eine andere oder nutzen ein Gummiband, um sie auch wirklich gut verschließen zu können. Wenn wir in der Schule von einem bestimmten Lehrer ermahnt wurden, merken wir uns das, speichern es im Kopf ab und haben es als mögliche Ansage im Hinterkopf.

Bei der Prüfungsangst ist fast immer eine Reihe an negativen Erfahrungen mit dieser Art von Situation im Kopf gespeichert. Diese können jederzeit abgerufen werden, sind präsent und lassen jede weitere ähnliche Situation automatisch wieder zu dieser Situation werden - zumindest gedanklich. Diese Zukunftsvorstellung ist in unserem Kopf, eine Möglichkeit, aber keine Tatsache.

Wir reagieren dann so, wie es zur schlimmsten Vorstellung in unserem Kopf passt. Das eigene Verhalten entspricht unseren abgespeicherten Erfahrungen. Durch konstantes Durchspielen der damaligen Situation halten wir an unserer Reaktion fest und kommen so aus dem Teufelskreis der Angst nicht heraus.

Unsere Gedanken sind eine Möglichkeit,
aber keine Tatsache.

Du darfst jedoch neue Erfahrungen machen, dazulernen. Deine vergangenen Erfahrungen bestimmen nicht deine Zukunft. Wenn du nicht denkst, dass sich das Szenario stets wiederholt, ist es wahrscheinlich, dass es sich auch nicht mehr wiederholt. Vor allem, wenn du mögliche positive Ausgänge im Kopf hast, steigt die Chance, dass diese in der Realität auch wahr werden. Das, was du denkst, ziehst du an. Das, was du dir vorstellst, beeinflusst dein Fühlen. Deine Gefühle bestimmen dein Verhalten und deine Reaktion.

Zu 99 % treten unsere Sorgen nie ein.

Wie oft hast du dir etwas gedanklich ausgemalt und vorgestellt, was sich dann ganz anders zugetragen hat? War es der Zahnarzttermin? Die Schwimmstunde in der Schule? Ein Date mit deinem Schwarm? Der Kinoabend mit Freunden? Die Geburtstagsfeier?
Was hättest du stattdessen mit der Zeit und Energie machen können, wenn du gedanklich nicht immer wieder die Situation durchgespielt hättest? Wie viel Zeit und Energie gehen/gingen für solche Zukunftsszenarien verloren?

Was könntest du stattdessen mit der Zeit und Energie machen? Nenne mindestens 4 Dinge!

Mangelnder Glaube an die eigenen Fähigkeiten

Du sitzt vor dem Prüfungsbogen und weißt die Antwort auf die erste Frage nicht. Dann siehst du dich um und bemerkst, dass die Mitschüler fleißig schreiben. Ein furchtbarer Moment, denn sofort kommen deine Selbstzweifel hoch: »Wieso kann ich das nicht? Was werden die anderen sagen, wenn ich nicht bestehe? Bin ich der oder die Einzige, der/die die Lösung nicht weiß?« Doch stimmt diese Annahme überhaupt?

Vergleiche dich nicht mit anderen. Sei gedanklich ganz bei dir. Die anderen sind nicht du - und das ist gut so! Du bist du. Ich bin ich. Ein Elefant wird eine Giraffe niemals völlig verstehen können. Obwohl eine Ente genauso ein Vogel ist wie ein Adler, hat sie andere Fähigkeiten, Vorlieben und Herangehensweisen. Vergleiche führen nur dazu, dass du Fehler bei dir suchst und findest. Niemand ist fehlerfrei. Beginne die Suche nach Lösungen, nicht nach Problemen.

Das, was du suchst, wirst du finden.

Wenn andere an dich glauben sollen, musst zuerst du beginnen, an dich zu glauben. Ich bin mir auch sicher, dass in deinem Umfeld Menschen sind, die all das sehen, was du noch schaffen und machen wirst. Auch wenn du aktuell noch nicht da bist, wo du sein möchtest, sieh in dir die Version, die du sein kannst und wirst. Sei gnädig mit dir. Auch als du die ersten Gehversuche unternommen hast, glaubten deine Eltern, dass du es mit Übung schaffen wirst, selbstständig zu gehen. Und siehe da - sie hatten recht! Nur weil du etwas jetzt noch nicht kannst, heißt es nicht, dass du es niemals können wirst. Es ist eine Momentaufnahme. Alles, was du noch nicht konntest, war schwer, bevor du es konntest. Ob es das Radfahren, Klavierspielen, der Kraftsport, die englische Sprache, das Programmmieren oder Kochen war. Es gab einen Moment, da warst du Anfänger, unerfahren, aber auch neugierig. Erst mit der Zeit, nach mehreren Versuchen, wurde es leichter, und du hattest dir dann eine neue Fähigkeit zugelegt.

Es wird immer wieder Situationen geben, die neu für dich sind. Genau diese lassen dich wachsen und lernen sowie dein maximales Potenzial ausschöpfen. Freue dich, wenn es schwierig wird und herausfordernd, da du genau dann die maximalen Persönlichkeitsentwicklungsschritte machst.

Der Glaube an sich selbst ist die wichtigste Ressource.

An sich zu glauben ist wichtiger als Talent. Der Glaube, es schaffen zu können, sich weiterentwickeln zu können, lässt dich durchhalten und weitermachen. Jemand, der Talent hat und wenig Anstrengung benötigt, wird aufhören, sobald es schwer wird, und genau da stehen bleiben, wo er ist.

Was hast du schon alles gelernt, geschafft und erreicht in deinem Leben? Worauf bist du stolz?

Stell dir vor, du kannst zu deinem ersten Geburtstag zurückreisen. Möglicherweise weißt du von Bildern oder Erzählungen noch, wie der Geburtstagskuchen aussah und wer alles mit dir gefeiert hat. Wenn du dieses unerfahrene, liebe Kleinkind anblickst, das du damals warst, wird dir vielleicht bewusst, was du dir alles in der Zwischenzeit angeeignet hast. Würdest du an dieses Kind genauso hohe Erwartungen stellen? Wärst du derartig streng mit diesem unschuldigen, liebenswerten Wesen? Höchstwahrscheinlich würdest du in diesem Kleinkind nicht das sehen, was es derzeit ist, sondern das, was es noch alles können wird. Du würdest dich anfeuern und bestärken. Du wärst verständnisvoll und fürsorglich. Liebevoll würdest du über Fehler und Missgeschicke hinwegsehen und immer wieder an all das glauben, was noch möglich und erreichbar ist.

Du warst ein unbeschriebenes, reines Blatt, als du zur Welt kamst. Du lerntest gehen, essen, schreiben, lesen, dich anziehen, Rad fahren, Flöte spielen, Schlittschuh laufen,

Bus fahren, telefonieren, rechnen und so viel mehr. Wenn du heute auf dein 10-jähriges Ich blickst, was hast du alles weiterentwickeln können? Nenne mindestens 10 Fähigkeiten!

Worauf wäre dein 15- oder 20-jähriges Ich stolz und hätte niemals gedacht, dass du das so gut händeln würdest?

»Mögen deine Entscheidungen deine Hoffnungen und nicht deine Ängste widerspiegeln.«

Nelson Mandela

Zu hohe Erwartungen

Prüfungen mit Bestnoten zu bestehen, alles zu wissen, um sicher zu sein, und Ziele zu verfolgen, die sehr hoch angesetzt sind, löst Druck aus. Die Furcht, Fehler zu machen, zeigt die hohen Ansprüche an sich selbst. In Gedanken werden die Erwartungen oft durch »Ich muss« oder »Ich darf nicht« unterstrichen: »Ich muss die Prüfung schaffen! Ich darf mir keinen Fehler erlauben!« Wer hat diese hohen Erwartungen gesetzt? Sind sie realistisch? Helfen dir diese Gedanken?

Bei zu hohen Erwartungen bleiben oft die Erfolgserlebnisse aus, da wir den eigenen Standards kaum gerecht werden können. Um unseren Selbstwert und unser Selbstvertrauen zurückzubekommen, neigen wir infolgedessen dazu, noch strenger mit uns zu sein, und versuchen, noch mehr zu kontrollieren, was den Druck erhöht. Diese Negativspirale macht das Leben immer enger, anstrengender. Das Gegenteil von Kontrolle ist Vertrauen. Das Vertrauen in dich und das Vertrauen ins Leben. Die Hoffnung zu haben, dass am Ende alles gut werden wird. Der Glaube, dass es Wege geben wird, dass sich Türen öffnen, wenn sich eine schließt, und dass es im Nachhinein für uns einen Sinn machen wird.

Als mir selbst die eigenen hohen Erwartungen aufgefallen sind, habe ich bewusst meine Ziele heruntergesetzt. Anstatt den beeindruckendsten Workshop abhalten zu wollen, war es nun mein Ziel, einfach nur hinzugehen und ihn zu veranstalten. Wenn ich das geschafft habe, bin ich stolz auf mich, denn ich habe mich einer herausfordernden Situation gestellt und es mir nicht leicht gemacht, indem ich abgesagt habe. Dieser Mut gehört gewürdigt. Diesem Anspruch konnte ich gerecht werden, ihn eigenmächtig steuern. Wie der Workshop wird, wer teilnimmt, wie interessiert die Anwesenden sind oder welche Fragen kommen werden, kann ich nicht steuern oder beeinflussen. Daher macht es keinen Sinn, sich darauf zu konzentrieren oder sich gedanklich zu oft hinzumanövrieren.

Den Fokus darauf zu lenken, was wir beeinflussen können und wo wir uns stark und mächtig fühlen, lässt den Blickwinkel verändern. Alles, was wir nicht verändern oder kontrollieren können, soll und darf uns keine Macht entziehen. Hier dürfen wir auf uns vertrauen, dass wir damit umgehen können. Solange wir dabeibleiben und es versuchen, kann es gut ausgehen. Gib dir selbst die Chance, es zu meistern.

Nimm dir 10 Minuten Zeit. Notiere dir alles, was dich stört, ärgert oder belastet.

Nun streiche alles durch, was du nicht verändern kannst.

Wie viel ist jetzt noch übrig? Nicht alles ist veränderbar, aber wenn du dich auf das konzentrierst, was du verändern kannst, erlangst du Macht.

Das, was Aufmerksamkeit bekommt, wächst.

Es soll das wachsen, was du verändern kannst, wo du die Macht hast, etwas bewirken und verändern zu können. Fokussiere dich darauf, und du wirst merken, wie viel sich in deiner Einstellung ändern wird. Lenke den Fokus darauf, und auch das System wird sich verändern.

Diese Veränderungen können klein sein, aber doch mächtig, denn du wirst bemerken, dass du hier Einfluss nehmen kannst und Veränderung möglich ist. Sei stolz auf jede kleine Veränderung, auf jede bewusste Entscheidung, die du heute (anders) triffst, um dein Leben nach deinen Vorstellungen zu gestalten.

Pu der Bär fragt: »Welchen Tag haben wir?«
Ferkel quiekt: »Wir haben heute!«
»Das ist mein Lieblingstag.«

Was könnten erste kleine Schritte sein, um Veränderung zu bewirken?

Veränderbar	Erste Maßnahmenschritte, kleine Veränderungen

Noch mehr Inspiration für mögliche erste Veränderungsmaßnahmen bekommst du im Laufe dieses Buches.

»Angst ist für das Überleben unverzichtbar.«
Hannah Arendt

Druck

Zu einer Prüfung zu gehen und zu wissen, dass diese bestanden werden muss, verursacht Druck und massiven Stress. Dieser Druck kann von uns selbst kommen, aber auch von außen. Der Druck abzuliefern kann vom Familiensystem ausgehen, aber auch von Freunden oder Vorbildern, denen wir nacheifern. Ob der Weg, der für andere passend und gut war, auch der richtige für dich ist?

In deinem Leben geht es um dich.

Du bist der Hauptcharakter in deinem Film »Leben«. Es geht um dich, nicht um die Erwartungen und Wünsche von anderen.

Wenn Eltern sehr genau auf die Leistungen ihrer Kinder achten, geschieht dies oft, weil sie ihren eigenen Selbstwert stärken wollen. Kinder müssen oft das erfüllen, was die Eltern nicht geschafft haben. Der Leistungsdruck wird von Mama, Papa, Oma, Tante oder Bruder oft ausgeübt, um deren Unsicherheiten, misslungene Versuche und Selbstzweifel auszugleichen. Doch du bist nicht für das Leben deiner Verwandten verantwortlich, es ist nicht deine Aufgabe, es anderen recht zu machen, damit es ihnen besser geht. Deine Aufgabe im Leben besteht darin, es dir recht zu machen. Es muss für dich passen und nicht für dein Umfeld. Du darfst für dein Leben und dein Wohlbefinden Verantwortung übernehmen. Den Ärger, die Enttäuschung, Traurigkeit, den Frust oder die Angst deiner Verwandten darfst du getrost ihnen überlassen. Traue ihnen zu, dass sie lernen werden, selbst mit diesen Gefühlen umzugehen. Es ist deren Gefühl und liegt somit auch in deren Verantwortung.

Es ist nicht deine Verantwortung, andere glücklich zu machen.

Mache dich glücklich. Übergib den anderen die Verantwortung und das Zutrauen, sich selbst glücklich zu machen.

Auch wenn es leichter ist, das Außen für die eigene Unzufriedenheit verantwortlich zu machen, ist es nicht die Lösung. Wir haben keine Kontrolle über das Außen, können nicht bestimmen, wie sich andere fühlen oder wie sie reagieren. Viel schwerer, aber auch heilsamer ist es, den Umgang mit den eigenen Gefühlen zu üben, sie auszuhalten und zu lernen, sie zu verstehen.

Lege deine Hand auf deine Brust. Atme tief ein und aus. Sage dir: »Ich verzichte darauf, die Probleme und Gefühle anderer zu lösen. Ich verzichte auf die Anerkennung. Ich entscheide mich heute dafür, Verantwortung für mein Glück und Wohlbefinden zu übernehmen. Ich entscheide mich heute dazu, mich um mich zu kümmern. Ich lebe mein Leben. Ich bin der wichtigste Mensch in meinem Leben und behandle mich ab heute auch so!«

Wie fühlt sich das an?

____

____

Wiederhole die Aussage dieser Sätze nochmals mit deinen eigenen Worten. Schließe die Augen dabei, und versuche, deine Gefühle wahrzunehmen.

Zu verzichten ist ein aktiver Prozess. Dies ist eine bewusste Entscheidung, die dir das Gefühl von Macht und Selbstwirksamkeit zurückgibt. Ab heute gehst du deinen Weg. Du beschreitest dein Abenteuer »Leben« und traust dir zu, deinen eigenen Weg zu finden. Die Möglichkeiten, die dir von anderen empfohlen oder von Lehrern beschrieben werden, müssen dir nicht die richtige Richtung weisen. Vertraue deiner Intuition, lege die Straßenkarte beiseite und beginne, dir selbst deinen Weg zu suchen.

War der Tag nicht dein Freund,
war er dein Lehrer.

Lehrer sollten eigentlich den Freiraum schaffen, um Fehler machen zu können, und dich dabei sicher begleiten. Lehrer sollten die Eltern entlasten und zum Teil ersetzen. Daher trifft uns Kritik von ihnen auch so sehr, denn wir sehen in ihnen unbewusst die Stellvertreter von Mama oder Papa. Da jedes Kind für das Überleben auf die Eltern angewiesen ist, möchte ein Kind gefallen. Daher werden Kinder immer versuchen, es den Eltern recht zu machen. Erst in der Pubertät bemerken wir, dass auch unsere Eltern Fehler machen und Schwächen haben und dass unser Weltbild, unsere Vorstellungen und Vorlieben auch ganz andere sein könnten. Hier beginnt die bewusste Abgrenzung. Mit unserem Verhalten zeigen wir ganz klar: »Ich bin anders!« Das soll wahrgenommen werden. Hier entwickelt sich die Identität, ein wichtiger Prozess, der erfordert, sich selbst zu kennen und sich auch klar von anderen zu unterscheiden.

Auch wenn es nicht angenehm ist festzustellen, dass das Ergebnis von der Erwartung abweicht, ist es doch eine wichtige Vorstellung. Jede Abweichung lässt dich lernen. Wie Thomas Edison, Erfinder der Glühbirne, einst sagte: »Ich habe 1000 Wege gefunden, wie es nicht funktioniert, ich bin meinem Ziel nun näher!« Manchmal gelingt uns etwas, manchmal nicht. Ein Tag ist unser Freund, ein anderer unser Lehrer. Beides ist in Ordnung und darf sein.

»Ich hatte mein ganzes Leben viele Probleme
und Sorgen. Die meisten von ihnen
sind aber niemals eingetreten.«
Mark Twain

WER NEIGT ZU PRÜFUNGSANGST?

Prüfungsangst haben nicht nur die Ängstlichen, Sensiblen oder die Unsicheren. Auch viele starke, mutige und intelligente Persönlichkeiten haben Lampenfieber. Vor allem diese Charaktere, die ...

- zu hohe Ansprüche an sich selbst stellen und Übermenschliches von sich erwarten.
  »Ich muss überall 100 % geben! Ich möchte alles perfekt machen.«
- zum Perfektionismus neigen und sich keine Fehler erlauben.
  »Ich darf mir hier keinen Fehler erlauben!«
- zu starker negativer Selbstkritik neigen.
  »Nichts bekomme ich auf die Reihe. Ich bin dumm und zu nichts zu gebrauchen!«
- sich selbst zu viel Aufmerksamkeit schenken und ihr Verhalten und ihre Emotionen deshalb ständig kontrollieren wollen.

»Ich darf auf keinen Fall rot werden, stottern oder den Faden verlieren!«

- deren Selbstbild vor allem von Fehlern und Misserfolgen geprägt ist und die sich zu sehr auf das Scheitern und die negativen Konsequenzen konzentrieren. Sie reden sich immer wieder ein, was sie nicht können und schaffen, bis es zu einer sich selbst erfüllenden Prophezeiung wird.
  »Ich kann das nicht. Das schaffe ich bestimmt wieder nicht!«
- vergessen haben, was sie einst antrieb. Personen, die sich den eigenen Erfolg nicht vorstellen können oder sich auch nicht trauen, daran zu denken.[3]
  »Ich darf mir nicht vorstellen, dass alles gut geht. Wenn es nicht klappt, bin ich enttäuscht!«

Wenn wir uns immer nur schlechte Gefühle und Gedanken erlauben, trainieren wir uns selbst darauf, nur das Negative zu sehen und die schönen, erfolgreichen Momente außer Acht zu lassen. Doch genau die Erfolgserlebnisse, das, was alles gut läuft, sind wichtige Antreiber, die uns in der Ausdauer und Motivation unterstützen können. Wenn wir uns dies aber nicht einmal gedanklich vorstellen können, können wir es viel schwerer in unser Leben holen. Ein Marathonläufer stellt sich immer wieder vor, wie er durchs Ziel läuft - damit spielt er immer wieder den Ablauf durch und lässt die Situation positiv enden. Dadurch fällt es ihm beim tatsächlichen Lauf leichter durchzuhalten, weil er gedanklich die Herausforderung schon tausendmal gut gemeistert hat. Er glaubt an sich und holt somit den Erfolg in sein Leben. Genauso ist es bei Prüfungen.

Wir müssen uns trauen, positiv zu denken. Wir dürfen uns erlauben, uns vorab schon zu freuen, allein aufgrund der schönen Vorstellung, es zu schaffen. Denn auch wenn wir es nicht schaffen sollten, hatten wir die Möglichkeit, uns in dieser Zeit gut zu fühlen. Wenn du dies jedoch vermeidest, hattest du vorher und nachher schlechte Gefühle. Warum entscheiden wir uns so oft bewusst dafür, uns nicht zu freuen, aus Angst, dass uns die guten Gefühle genommen werden? Du nimmst dir die Emotionen, indem du sie dir verbietest. Somit bestrafst du dich innerlich immer wieder, schwächst dich immer mehr und kommst immer schwerer aus deinem Horrorfilm aus Versagen und Misserfolg heraus.

»Ob du glaubst, du schaffst es,
oder ob du glaubst, du schaffst es nicht -
du wirst auf alle Fälle recht haben.«
Henry Ford

DER PROZESS IM GEHIRN

Der gefürchtete Blackout entsteht aufgrund starker Angst, bei der die Informationsübertragung im Gehirn nicht mehr funktioniert. Die mathematische Gleichung oder die gelernten Englischvokabeln sind dabei vergessen. Der Kopf ist leer. Wir malen uns die Prüfungssituation aus, stellen uns vor, zitternd dort zu stehen und die Fragen nicht beantworten zu können. Wir reden uns ein, dass das Durchfallen eine Katastrophe wäre, wir uns blamieren, und fühlen uns hilflos und überwältigt.[4] Diese Horrorbilder versetzen uns körperlich und psychisch in Alarmbereitschaft: Angst, Panik, Zittern, Schweißausbrüche, Gedankenrasen, Herzrasen. Unser Gehirn klinkt sich aus, da dieser »Film« ihm zu gefährlich ist.

Informationen werden normalerweise durch das limbische System gefiltert. Es ordnet allen Informationen ein Gefühl zu. Nehmen wir eine Prüfungssituation als Bedrohung wahr, empfinden wir entsprechend Angst. Die wichtigste Emotion, die dies steuert, ist Angst. So ist es uns auch möglich, Gefahren richtig zu beurteilen. Dazu verarbeitet die Amygdala äußere Reize und löst dann entsprechende Reaktionen im Körper aus. Die Amygdala, die für das Zuteilen der Emotionen verantwortlich ist, aktiviert nun den Hypothalamus, das Steuerungssystem des Gehirns, und es kommt zur Ausschüttung der Stresshormone Adrenalin und Cortisol. Diese Hormonkombination überschwemmt das Gehirn und legt den Hippocampus lahm, der verantwortlich ist für die Übertragung von Informationen ins Kurzzeit- und Langzeitgedächtnis. Beide verweigern dann den Zugriff auf ihre Inhalte.

Normalerweise baut der Körper die Hormone selbst wieder ab und kehrt vom Alarmzustand und vorübergehender Panik wieder in den Normalmodus zurück. Beim Blackout ist diese Funktion aber gestört. Überdies entsteht bei akuter Prüfungsangst eine Art Tunnelblick: Wir sind nicht mehr in der Lage, Zusammenhänge herzustellen. Die Angst blockiert jede Transferleistung des Gehirns. Es ist unmöglich, klar zu denken und zu assoziieren. Das äußert sich in dem Gefühl der Leere.

SELBSTTEST: LEIDE ICH UNTER PRÜFUNGS-ANGST?

Lies dir die Aussagen durch und kreuze an, wenn diese zutreffen.

- ☐ Vor der Testsituation weiß ich alles, aber plötzlich ist mein Kopf wie leer.
- ☐ Wenn ich nicht bestehe, halten mich alle für einen Versager.
- ☐ Ich fühle mich den Prüfern hilflos ausgeliefert.
- ☐ Ich muss unbedingt bestehen, es gibt keine Alternative.
- ☐ Wenn ich nicht bestehe, fühlt es sich an, als würde die Welt untergehen.
- ☐ Wenn ich nicht bestehe, weiß ich nicht, wie es weitergehen soll.
- ☐ Ich habe mit Prüfungen bisher nur schlechte Erfahrungen gemacht.
- ☐ Ich habe bei Prüfungen immer Pech! Es kommt jedes Mal genau meine Lernlücke.
- ☐ Danach bin ich enttäuscht von mir und wütend, weil ich es besser gekonnt hätte.

- [ ] Ich habe mich aus Angst schon mal vor einer Prüfung gedrückt.
- [ ] Ich stelle mir oft vor, wie ich in der Prüfung versage und durchfalle.
- [ ] Ich schlafe vor Prüfungen kaum oder extrem schlecht oder träume davon.
- [ ] Ich werde vor/bei der Prüfung rot, schwitze stark und spüre mein Herz pochen.
- [ ] Schon Tage vor der Prüfung bereitet mir nichts mehr Freude.
- [ ] Der Lernstoff ist zu viel – das kann ich unmöglich alles lernen.
- [ ] Alle anderen können das schon, nur ich bin anscheinend zu doof dafür.
- [ ] Ich kann Tage zuvor an nichts anderes denken als die Prüfung.
- [ ] Ich glaube, der Prüfer mag mich nicht.
- [ ] Wenn ich eine Frage nicht weiß, blamiere ich mich bis auf die Knochen.
- [ ] Das Versagen wäre mir vor meinen Freunden sehr peinlich.

☐ Meine Familie wird von mir sehr enttäuscht sein, wenn ich nicht bestehe.

☐ Tage vor der Prüfung habe ich kaum Hunger oder esse übermäßig viel.

☐ Ich habe oft vor, bei oder nach Prüfungen geweint.

☐ Meine Zukunft ist ruiniert, wenn ich das vermassle.

☐ Wenn ich nicht weiterweiß, breche ich die Prüfung ab.

*Dieser kurze Selbsttest kann keine medizinisch-psychologische Diagnose ersetzen. Dieser Test kann Anhaltspunkte liefern, wie stark du von Prüfungsangst betroffen bist, und konkrete Hinweise geben, an was du arbeiten kannst.

Wenn du mehr als 6 Kreuze gemacht hast, ist Prüfungsangst definitiv dein Thema. Wenn du aber nicht alles angekreuzt hast, gratuliere ich dir auch!

Dieser Test kann einen Hinweis auf konkrete Angstgedanken geben, die wir im nächsten Kapitel bearbeiten werden, sowie ein Bewusstsein für die Auswirkungen schaffen. Dies hilft uns wiederum, an den Ursachen sowie an den Symptomen zu arbeiten, ob es die Vorbereitung ist, die Reaktion von Mitmenschen, der mangelnde Glaube an sich selbst oder die Schlafqualität. Wir arbeiten an deinen Gedanken, lernen den Umgang mit deinen Gefühlen und erarbeiten uns Körper- und Verhaltensstrategien.

In diesem Buch wirst du viele hilfreiche Tipps bekommen, um einen anderen Umgang mit deiner Angst zu erlernen. Denn jede Angst ist bekämpfbar - es gab den Moment, als sie noch nicht aufgetreten bzw. weniger stark war. So kann es auch wieder werden.

Erinnerst du dich noch an die Zeit, als dieses konkrete Thema neutral oder weniger schlimm für dich war? Wie alt warst du da? Wie hast du damals darüber gedacht? Versuche, dich in dein jüngeres Ich hineinzuversetzen und die Gedankengänge und innere Einstellung von damals zu verstehen und nachzuempfinden! Suche dir auch gerne Bilder dazu raus: z. B. du mit Schultüte in der 1. Klasse.

____

____

____

____

____

____

____

____

»Die Sorge nimmt dem Morgen nicht den Kummer, sie nimmt dem Heute nur die Freude.«
Leo Buscaglia

4.

Prüfungsangst verstehen & bewältigen

GEDANKEN

Selbstreflexion ist ein wesentlicher Schlüssel zu Glück und Erfolg. Erst durch das Reflektieren können wir aus Fehlern lernen, impulsive Reaktionen vermeiden und unsere Emotionen steuern. Im Reflexionsprozess lernst du aus Erfolgen sowie Rückschlägen. Das schärft zugleich den Blick für die Gegenwart und liefert dir wichtige Schlüsse für die Zukunft. Du lebst bewusster, machst Automatismen sichtbar und kannst endlich eingreifen und Veränderung bewirken. Dabei ist es wichtig, sich ehrlich und kritisch mit sich selbst auseinanderzusetzen und sich gleichzeitig nicht selbst zu verurteilen, niederzumachen oder abzuwerten.

Unsere Gedanken und unsere Gefühle sind miteinander verknüpft. Allerdings entspricht das, was wir denken, nicht immer den Tatsachen. Manchmal interpretieren wir etwas in eine Situation hinein oder malen die Zukunft übertrieben schwarz. Unser Gehirn kann nicht unterscheiden, ob ein Gedanke die vorgestellte Situation unangemessen oder angemessen beschreibt. Der Kopf weiß nicht, ob dies eine reine Vorstellung oder tatsächlich passiert ist – er lässt dich unweigerlich die Gefühle dazu spüren und deinen Körper darauf reagieren, obwohl es »nur« eine gedankliche Möglichkeit ist.

*»Angst ist der Glaube,
dass es nicht klappen wird.«*
Schwester Mary Tricky

Deshalb wenden wir uns zunächst deinen Gedanken zu. Wir prüfen, ob deine Einstellung der Realität entspricht, und korrigieren negative Gedanken.

Ängste aufschreiben

Schreibe dir auf, was dich ängstigt und einschüchtert. Stelle dich deinen Ängsten, beobachte deine Gedanken, folge ihnen, ohne sie großartig zu werten. Fülle die Zeilen mit ganzen Sätzen - denn unser Gehirn neigt dazu, in Stichworten zu denken und unvollständige Satzgebilde zu produzieren oder auch nur Blitzbilder im Kopf entstehen zu lassen. Nimm dir 5 Minuten Zeit und schreibe nieder, was dich sorgt:

Konkretisiere nun verwendete Wörter, wie »es« (Es ist schrecklich → was ist schrecklich?), »alle« (Alle werden mich auslachen → wer ist alle?), »immer« (Ich bin immer die, die versagt → Wie oft war das wirklich der Fall? Gibt es Ausnahmen?).

Statt: »Alle werden mich auslachen und für dumm halten!« - »Mitschüler XY könnte lachen und mich für dumm halten - ›alle‹ ist übertrieben.« Statt: »Es geht immer schief!« - »zweimal ist es schon schiefgegangen, 12-mal ging es gut aus.«

Formuliere deine Ängste so konkret wie möglich und vermeide alle Verallgemeinerungen.

Wie fühlt es sich an, deine Gedanken in ganzen Sätzen hier auf Papier zu sehen? Wirken sie noch immer derartig angsteinflößend? Was verändert es in dir, wenn du deine gedachten Gedanken so siehst?

Als wie beängstigend empfindest du diese Gedanken?

1 2 3 4 5 6 7 8 9 10

Wie real und wahrheitsgetreu wirken diese auf dich?

1 2 3 4 5 6 7 8 9 10

Vielleicht hast du festgestellt, dass dein Kopf die Angst so beschreibt, als wäre sie die einzige Wahrheit und bereits eingetroffen. Ergänze nun die Sätze mit folgenden Satzanfängen:

»Mein Kopf denkt, dass ...«
»Meine Angst sagt, dass ...«
»Mein Schutzmechanismus warnt mich vor ...«
»Die schlimmste Vorstellung in meinem Kopf wäre ...«
»Meine Angst schützt mich vor ...«
z. B.: »Mein Kopf denkt, dass die Prüfung zu schwer wird. Im schlimmsten Fall muss ich die Prüfung wiederholen. Mein Schutzmechanismus warnt mich vor den Kommentaren der anderen. Meine Angst möchte mich davor schützen, meine Ziele nicht zu erreichen und eine schreckliche Zukunft zu haben.«
Verwende auch Wörter wie »unwahrscheinlich«, »ungewiss«, »unter Umständen«, »theoretisch«, »zeitweilig«, »hin und wieder«, »vereinzelt«, »gelegentlich«, »möglicherweise«, »ab und zu«, »manchmal«, »selten«, »eventuell«, um die Endgültigkeit dieser Aussagen zu beschwichtigen.

z.B.: »Ab und zu denke ich, dass ich die Prüfung nicht schaffen werde. Vereinzelt halte ich mich nicht für stark genug. Unter Umständen kann ich Fragen nicht beantworten.«

Du wirst feststellen, dass es einen gewaltigen Unterschied macht, wenn du deine Gedanken auch wie Gedanken aufschreibst, denn so werden die im Kopf formulierten Aussagen relativiert. Schreibe die übrig gebliebenen Sätze hier nochmals nieder und verwende dazu passende Satzergänzungen:

____

____

____

____

Wie verändert sich dadurch die Bedrohlichkeit der Aussagen?

1 2 3 4 5 6 7 8 9 10

Nun streiche die Angstgedanken aus der 1. Übung durch, die noch nie eingetroffen sind und nur in deiner Vorstellung derartig real und einschüchternd sind.

Wie viele sind noch übrig?

Was sagt dies nun über die Wahrscheinlichkeit aus, dass diese eintreffen werden? Helfen dir diese Gedanken, oder sind diese eher hinderlich und belastend?

»Es gibt viele Dinge, die aus der Ferne gesehen schrecklich, unerträglich, ungeheuerlich scheinen. Nähert man sich ihnen, werden sie menschlich, erträglich, vertraut. Darum sagt man, die Furcht ist größer als das Übel.«

Niccolò Machiavelli

Realitätscheck

Mache dir immer wieder bewusst, dass nicht all deine Gedanken wahr sind. Wir haben Abertausende Gedanken täglich, und viele verschwinden wieder, ohne dass wir uns großartig mit ihnen beschäftigt hätten. Manche vergessen wir auch wieder, so wie etwa Gedanken an die Hausaufgaben, die Vorbereitung auf den nächsten Tag oder ein vereinbartes Treffen. Manches können wir gut vergessen, und anderes ist wie eingebrannt und kaum zu ignorieren.

Denke daran, dass deine Angstgedanken nicht der Wahrheit entsprechen müssen. Es sind nur Gedanken, nicht die Realität. Es ist eine Möglichkeit, aber nicht das Wahrscheinlichste.

Wir machen uns Sorgen, zu spät zu kommen, etwas vergessen zu haben, dass es beim Zahnarzttermin schmerzhaft wird, dass man das Mobiltelefon verloren hat (und dann findet man es doch wieder), dass eine Person schlecht von uns denkt oder etwas falsch verstanden hat - ein Großteil davon hat in den nächsten Monaten oder Jahren keine Relevanz mehr. Ein Gedanke, der da war und sehr oft auch von allein wieder verschwindet und vergessen wird. Denn wie viele deiner Ängste und Sorgen sind wirklich eingetroffen?

1% 10% 20% 30% 40% 50% 60% 70% 80% 90% 100%

Wie viele davon hast du absolut, zu 100 %, korrekt vorhergesagt?

1% 10% 20% 30% 40% 50% 60% 70% 80% 90% 100%

Wie oft hast du dir unnötig Sorgen gemacht, weil es ganz anders kam als erwartet?

Selten ab und zu oft immer

Nenne 3 Beispiele für »unnötige« Sorgen in diesem Jahr!

Hat es dir im Nachhinein etwas gebracht, derartig nervös zu sein und dich damit zu beschäftigen?

Wie hättest du, im Nachhinein betrachtet, die Zeit besser verbringen können?

Nenne 5 Gründe, die dafür sprechen, dass du die Prüfungssituation meistern könntest!

»Von allen Lügnern auf der Welt sind die schlimmsten manchmal unsere eigenen Ängste.«
Rudyard Kipling

Schuldsuche

Vergib dir selbst. Du wusstest es noch nicht besser. Wenn du es besser gekonnt hättest, hättest du es besser gemacht. Niemand macht gerne Fehler. Niemand wird gerne abgelehnt. Es ist menschlich, gemocht werden zu wollen. Sei gut zu dir. Verzeih dir deine Fehler.

Schuldsuche führt zu noch mehr Leid und verhindert die Akzeptanz. Denn wir sagen uns, es/ich/er/sie müsste anders sein, damit es klappen würde. Er muss sich ändern, ich muss mich ändern, das passt so nicht. Lass es uns einfach so annehmen, wie es jetzt ist. Statt der Frage: »Warum war das so?«, frage dich: »Wie mache ich es in Zukunft?« Tausche das Warum durch das Wie und erhöhe die Akzeptanz für deine Fehler.

Warum habe ich die Prüfung nicht geschafft?
→ Wie kann ich die Prüfung schaffen?
Warum habe ich den Stoff vergessen?
→ Wie kann ich mir den Stoff besser merken?
Warum mag mich der Prüfer nicht?
→ Wie kann mich der Prüfer sympathischer finden?

____

____

____

____

____

____

Dein Kopf findet immer Antworten
auf deine Fragen.

Daher stelle die richtigen Fragen.

Wenn ein Kind zu laufen beginnt, wird es unweigerlich dabei hinfallen und immer wieder mal scheitern. Stell dir vor, du hättest damals aufgehört, es zu versuchen, weil du hingefallen bist. Wäre es nicht schade, wenn du deshalb nie gelernt hättest, zu gehen, zu sprechen oder zu schreiben?

Wir müssen Fehler machen, wir müssen scheitern, damit wir einen nachhaltigen Lerneffekt erzielen. Fehler sind der beste Beweis dafür, dass wir auf dem besten Weg sind, zu lernen und uns zu entwickeln.

Kinder kümmern sich nicht darum, was andere von ihnen denken. Sie haben Spaß, sie haben das nächste Abenteuer im Kopf und haben Freude am Tun.

Eltern sehen in ihren Kindern das, was sie sein könnten, und nicht das, was sie aktuell sind. Eltern würden das Kind anfeuern und sagen: »Schau, wie toll du schon laufen kannst!«, obwohl das Kleinkind nach den ersten paar Schritten am Boden liegt. »Großartig, wie du schon essen kannst!«, sagt die Mama, obwohl die Hälfte des Breis auf dem Löffel nicht im Mund landet.

Diese Unterstützung war wichtig für unsere Entwicklung. Sich selbst die Fehler zu verzeihen und immer wieder an uns zu glauben, obwohl wir noch nicht angekommen sind. Wir müssen uns selbst immer wieder anfeuern und bestärken. Nur weil wir es jetzt noch nicht können, heißt das nicht, dass wir ein hoffnungsloser Fall sind. Es hat nicht geklappt, das ist okay so.

Zoome hinaus, sieh den Fortschritt.

Stelle auf Weitblick! Lege die Lupe beiseite. Auch wenn sich das Leben derzeit wie eine große unüberwindbare Stufe anfühlt, die noch zu hoch ist, um sie zu erklimmen, kannst du auf Weitwinkel stellen. Zoome hinaus und sieh, wie viele Stufen du bereits erklommen hast. Wie viele Plateaus gab es schon? Wie viele Etappen du beim Klettern bereits erfolgreich geschafft hast! Immer wieder gab es herausfordernde Momente und Dinge, die du noch nicht konntest, und trotzdem bist du heute da, wo du bist. Das ist großartig. Das ist eine beeindruckende Leistung. Würdige diesen Erfolg. Würdige die Anstrengung und deine Ausdauer.

Lernen tut weh und ist anstrengend, weil wir aus unserer Komfortzone herausmüssen. Die Lernzone beginnt da, wo es schwierig wird, da wir auf einem Gebiet noch wenige Erfahrungen gemacht haben, viel Neues auf uns wartet und somit auch neue Fähigkeiten gefragt sind. Diese Fähigkeiten können wir aber nur entwickeln, wenn wir uns der neuen Situation stellen.

Dabei sind Gefühle wie Angst, Scham, Wut, Überforderung oder Traurigkeit ganz normal. Es ist in Ordnung, traurig zu sein, wenn etwas nicht funktioniert hat. Die Traurigkeit ist aber kein Beweis dafür, dass es falsch war, es zu versuchen, und auch kein Grund dafür, dass wir es kein weiteres Mal angehen sollten. Wir dürfen auch mal wütend auf uns sein, wenn etwas nicht so funktioniert hat, wie wir es uns gewünscht haben. Wenn du dich selbst dafür kritisierst, dass du noch nicht so weit bist, und dich über die eigene Unfähigkeit ärgerst, dann darf das sein. Zugleich werden diese Wut und der Selbsthass auch wieder vergehen. Der Ärger darf auch mal kurz vorbeischauen und dir deine hohen Ansprüche an dich selbst aufzeigen und dann wieder gehen, so wie jedes andere Gefühl auch wieder vergehen wird. So darf auch Angst empfunden werden, denn sie möchte dich nur beschützen und dich vor möglichen Konsequenzen warnen. Trotzdem heißt Angst zu haben nicht, dass wir es nicht angehen sollten.

Du kannst trotz deiner Gefühle aktiv werden. Du kannst Angst und Mut zugleich empfinden. Du kannst Angst haben und TROTZDEM starten. Du kannst dich ärgern und zugleich liebevolle Selbstgespräche führen. Du darfst über manches Scheitern traurig sein und ZUGLEICH weitermachen, wachsen und lernen. Du kannst intelligent sein und ZUGLEICH eine Prüfung vermasseln. Du kannst ehrgeizig sein und ZUGLEICH auch mal ein paar Stunden faul sein und nichts tun. Du kannst Fehler machen und ZUGLEICH erfolgreich sein.

Das eine widerspricht nicht dem anderen. Du kannst ordentlich sein und ZUGLEICH Chaos im Kleiderschrank oder der Schultasche haben. Du kannst stark und mutig sein und ZUGLEICH in einer Gruppe Menschen auch mal verunsichert und schüchtern sein. Wir müssen uns nicht entscheiden, alles darf sein.

Vervollständige folgende Sätze!

Ich darf _______________ UND ZUGLEICH _______________

Ich fühle _______________ UND TROTZDEM _______________

Ich bin _______________ UND ZUGLEICH _______________

Ich _______________ UND TROTZDEM _______________

*»Wer alle Wesen in seinem eigenen Selbst sieht
und sein eigenes Selbst in allen Wesen,
verliert alle Furcht.«*
Isha Upanishad (Hinduistische Schrift)

Erwartungen

Im Prinzip sind nicht Fehler das Problem. Es ist unsere Erwartungshaltung. Wenn wir ein bestimmtes Ziel im Kopf haben, werten wir alles andere, was unerwartet passiert, als falsch oder ungenügend. Wenn das Ziel ein »Sehr gut« ist, wird alles andere als unzureichend angesehen. Wenn wir ein Dankeschön erwarten, aber nur ein nettes Lächeln bekommen, wird das als Abweichung wahrgenommen, und wir fühlen die Verletzung und den Frust. Wenn du ein bestimmtes Geburtstagsgeschenk erwartest und doch etwas anderes Wunderbares bekommst, könnte es leicht sein, dass du Frust, Enttäuschung und Ärger verspürst, weil du eine klare Erwartungshaltung hattest.

Erwartungen sind enge Einbahnstraßen.

Jegliche Erwartung ist eine enge Straße, bei der jede Abweichung sofort erkannt wird und zu möglichen Enttäuschungen führt. Nach der Enttäuschung folgt oft die Schuldsuche. Ist der andere unfähig, falsch, oder versteht er es einfach nicht? Oder suchst du die Schuld bei dir und fragst dich, was an dir falsch ist bzw. du falsch gemacht hast? Selbstmitleid sowie Hoffnungslosigkeit sind die Folge, das Gefühl, nichts ändern zu können, machtlos zu sein und diese Situation immer wiederholen zu müssen. Obwohl wir zukünftig andere Erfahrungen machen könnten und durch Üben oder klare Kommunikation mit anderen vieles verändern und bewirken könnten, tendieren viele dazu, aufzugeben und es hinzunehmen. Resignation ist die logische Schlussfolgerung. Sätze wie: »Es wird immer wieder so passieren. Ich bin nicht in Ordnung. Die Schule ist zu schwer. Ich bin einfach zu dumm. Ich bin ein Versager. Die Prüfung wird sowieso so schwer, dass ich es nicht schaffen werde. Der Lehrer mag mich nicht. Ich kann es noch so versuchen, es wird nicht anders werden usw.« zeigen das innerliche Aufgeben.

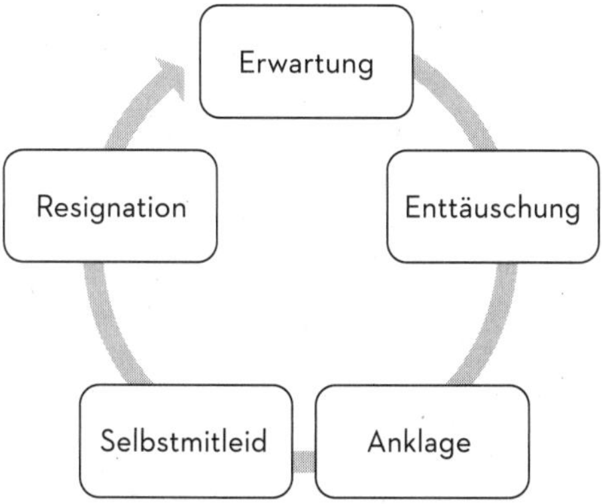

Infantiles (od. neurotisches) Kleeblatt von Viktor Frankl

Erwartung → Enttäuschung → Anklage/Schuldzuweisung → Selbstmitleid → Aufgeben/Resignation

Werde dir über deine eigenen Erwartungen klar. Welche Erwartungen hast du an dich?

____

____

____

Helfen dir diese Erwartungen, oder führen sie zu noch mehr Enttäuschung? Welche dieser Erwartungen sind wenig hilfreich, einengend und wollen losgelassen werden?

Was wäre, wenn du von jeglichen Erwartungen frei wärst? Stell dir vor, du musst nichts erreichen, niemanden beeindrucken und einfach nur du sein. Es zu versuchen, ohne etwas Bestimmtes zu erreichen oder zu leisten – wäre dies nicht großartig? Was wäre dann anders?

»Angst ist niemals ein Grund zum Aufhören;
sie ist nur eine Ausrede.«
Norman Vincent Peale

Teilverantwortung

Du kannst nicht für alles die Verantwortung übernehmen. Vieles liegt schlicht und einfach nicht in deiner Macht. Manche bekommen sehr freundliche, verständnisvolle Lehrer und Prüfer. Andere haben Pech und müssen das Doppelte leisten für dieselbe Note. Das Leben ist nicht fair. Ebenso ist Schule nicht immer fair, und so sind es auch die Noten nicht. Daher liegt es nicht nur in deiner Hand, wie das Resultat einer Prüfung aussieht. Du kannst alles geben und lernen, und trotzdem kann es sein, dass etwas gefragt wird, von dem du nicht wusstest, dass es relevant sein könnte. Somit hast du dein Bestes gegeben und trotzdem nicht 100 % zeigen können. Das ist okay, das passiert vielen!

Das Gegenteil von Kontrolle ist Vertrauen.

Wir haben nicht immer alle Informationen, wir wissen nicht, was gefragt wird und was wichtig ist. Wir wissen nicht, wie der Prüfer gelaunt ist und ob wir ihn/sie nicht an jemanden erinnern, den er/sie nicht besonders mag. Das Einzige, das du in der Hand hast und worauf du dich fokussieren solltest, ist, dein Bestes zu geben. Das Beste kann jeden Tag anders aussehen. Das Beste zu geben heißt, so viel zu lernen wie möglich. Es heißt auch, auf sich zu achten und mal Pause zu machen. Es bedeutet auch, Verantwortung abzugeben und nicht die Schuld allein bei sich zu suchen, weil zu viele verschiedene Faktoren bei der Leistungsbeurteilung mitspielen.

Glaub mir, Noten, Titel und Zertifikate verlieren immer mehr an Bedeutung. Klar ist es schön, so etwas geschafft zu haben und vorzeigen zu können, jedoch sind es nicht die einzigen Eintrittskarten in den Traumberuf oder das Traumleben. Und wer weiß, vielleicht gefällt dir das Berufsziel, das du gerade anstrebst, in ein paar Jahren nicht mehr. Vielleicht würdest du dich dann verändern wollen, und die Prüfung wäre zweitrangig. Möglicherweise würde sich aber auch ohne Prüfung eine Möglichkeit ergeben, auf einem bestimmten Gebiet zu arbeiten. Auch wenn wir in Europa manches strenger handhaben, so ist es in anderen Ländern um einiges einfacher, auch ohne Nachweise den ein oder anderen Beruf auszuüben. Du wirst deinen Weg finden, egal, ob mit oder ohne diese Prüfung. Allein die gedankliche Vorstellung, dass diese Prüfung an Relevanz verlieren und zu einer von mehreren Optionen werden könnte, nimmt dir den Druck und hilft dir, sie gelassener anzugehen und deine Chancen auf Erfolg zu erhöhen.

Suche die Schuld nicht immer nur bei dir.

Sei stolz auf dich, wenn du dich bemühst und dein Bestes gibst. Mehr, als dir das Maximale an Wissen in dieser Zeit anzueignen, kannst du nicht tun. Der Rest liegt nicht in deiner Macht und Verantwortung. Es gehören ein Funke Glück dazu, die richtigen Fragen, die richtigen Prüfer und der richtige Fuß, mit dem aufgestanden wird. Nimm dir selbst etwas Last von den Schultern. Auch wenn du alles weißt und alles kannst, kann es trotzdem dazu kommen, dass für den Prüfer Fragen nicht perfekt beantwortet wurden. Genauso kann es sein, dass du nicht alles lernst und Glück hast, dass genau das gelernte Stoffgebiet drankommt und du die volle Punktzahl erreichst.

Du trägst nur eine Teilverantwortung. Du bist nie zu 100 % schuld. Es gibt viele Faktoren, die auf eine Situation einwirken. Manchmal schlafen wir schlecht, manchmal vermiest uns das Wetter die Stimmung, manchmal fühlen wir uns von jemandem aus dem privaten Umfeld gekränkt. Trotzdem kannst du dein Bestes gegeben haben - das Beste kann jeden Tag anders aussehen. Das Maximum, das du geben kannst, sind manchmal 60 %, manchmal 42 %, manchmal 110 %. Und trotzdem war es unter den gegebenen Umständen das Beste.

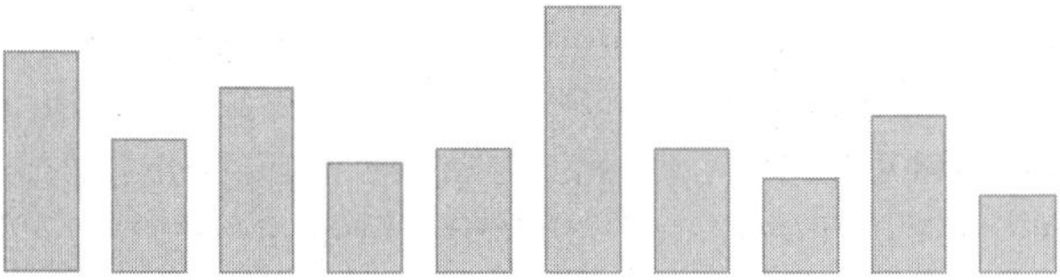

Das Beste sieht jeden Tag anders aus.

Wenn die Prüfung schiefgeht, liegt es nie nur an dir. Vielleicht war der Lehrer besonders streng. Möglicherweise war es eine sehr schwere Prüfung mit außergewöhnlichen Fragen. Es könnte sein, dass die Formulierung des Lehrers ungünstig war. Es könnte sein, dass das Stoffgebiet gar nicht im Fokus stand. Es kann sein, dass du dich heute aufgrund von Schlafmangel besonders schlecht konzentrieren kannst.

Eine Note sagt mehr über den Lehrer aus als über dich.

Es gibt in derselben Schule verschiedene Lehrer für ein Fach. Bei manchen hat man es leicht, und man kann mit wenig Anstrengung eine gute Note in einem Fach erzielen. Dann gibt es sehr fordernde Lehrer, die für dieselbe Leistung eine schlechtere Note vergeben. So reicht einem Lehrer etwa ein Aufsatz mit 200 Wörtern, und der nächste Deutschlehrer verlangt ein Kulturportfolio mit einer Gedichtanalyse, einer Meinungsrede und einer Präsentation.

Die Noten sagen wenig über die tatsächliche Intelligenz aus, sondern sind vielmehr eine Aussage darüber, ob du die Erwartungen des Lehrers erfüllen konntest. In der Schule geht es vor allem darum, Anweisungen zu befolgen und Aufgaben pflichtbewusst zu erledigen. Wenn du genau das machst, was die Lehrkraft möchte, bekommst du eine gute Note. Je weniger hinterfragt und je mehr befolgt wird, umso besser das Endergebnis. Daher nimm es nicht persönlich, wenn du nicht wie deine Lehrkraft bist, denkst und somit auch nicht zu 100 % dem Idealbild dieser Person entsprichst. Schließlich ist es anmaßend, anzunehmen, dass jeder alles können muss und jeder Mensch gleich ist - davon geht die Schule im Grunde ja aus. Wir sollen Mathematik, Deutsch, Englisch, Geografie, Geschichte, Physik, Laufen, Schwimmen, Nähen, Werken und Zeichnen können. Das klingt nach einem universellen Genie, das für alles ein Talent hat und alles kann. Kennst du jemanden, der in allem gut ist? Ich nicht.

Wie so oft im Leben können wir nicht alles kontrollieren und beeinflussen. Wir wissen nicht, wie das Wetter morgen wird. Wir wissen nicht, welche Lottozahlen gezogen werden, und wir wissen auch nicht, wo wir in 10 Jahren genau stehen. Lass dich auch etwas überraschen. Es wäre doch langweilig, genau zu wissen, was jeden Tag bis zum Lebensende passieren würde. Die wenigsten würden es gutheißen, wenn das gesamte Leben schon durchgeplant wäre und wir keinerlei Möglichkeiten hätten, es noch zu beeinflussen. Das Leben ist Veränderung, Es ist Wachstum, ein Auf und ein Ab, ein Gewinnen und Verlieren. Das Leben ist bunt, vielfältig und überraschend. Das ist aber auch schön!

»Wir haben große Angst davor,
machtlos zu sein. Aber wir haben die Macht,
uns tief mit unseren Ängsten
auseinanderzusetzen, und dann kann die Angst
uns nicht kontrollieren.«
Thích Nhat Hanh

Du bist nicht der Fehler

Sei kritisch deinen Taten gegenüber, aber sanft zu dir als Person. Eine schlechte Entscheidung macht niemanden zu einem schlechten Menschen. Dein Verhalten ist veränderbar. Du darfst dich über so manches Aufschieben oder Vergessen auch mal ärgern, jedoch heißt das nicht, dass du immer so bist. Es ist ein veränderbares Verhalten, keine angeborene Charaktereigenschaft.

Du machst Fehler, du bist kein Fehler.

Noten bewerten den aktuellen Wissensstand, der unter gegebenen Umständen abgerufen wird. Nicht du als Mensch wirst benotet. Noten treffen keine Aussage über deine Intelligenz. Noten sagen nichts darüber aus, ob du erfolgreich wirst oder glücklich bist. Es ist das Wissen zu einem bestimmten Thema zu diesem Zeitpunkt in deinem Leben. Nicht mehr und nicht weniger.

Wenn man sich dann noch die meiste Zeit mit dem Fach beschäftigen muss, in dem man am schlechtesten ist, nagt das natürlich am Selbstwertgefühl. Immer wieder verbringen wir z.B. ganze Nachmittage damit, Mathematik zu lernen, um uns in einem unserer schwachen Fächer auf ein Mittelmaß zu bringen. Würden wir diese Zeit in unsere Stärken und Talente investieren, wären wir vielleicht bereits der beste Geschichtenschreiber, schnellste Läufer etc. Das Schulsystem an sich ist kein Abbild des Lebens und sagt wenig über dich aus, deinen Wert oder deine Intelligenz. Es ist ein System, das standardisiert wurde, um vergleichen zu können. Dass ein System für jeden Menschen auf der Welt funktioniert, ist unmöglich. Sonst hätten wir alle denselben Job, dasselbe Hobby und dieselbe Vorstellung eines Traumlebens inklusive

Wohnort, Haus und Partnerschaft. Wir sind nicht gleich. Daher musst du auch nicht immer so hart daran arbeiten, wie die anderen zu sein, dich nicht um jeden Preis anpassen. Nicht die anderen haben immer recht. Nicht die Schule liegt immer richtig. Warum darfst du so, wie du bist, nicht vollkommen in Ordnung sein? Ist es nicht okay, wenn jemand dieses kann und jenes nicht? Niemals würdest du deine Mutter, Schwester oder Oma weniger lieb haben, wenn sie die chemischen Formeln oder Hauptstädte nicht wissen würden. Wissen macht dich nicht zu einem besseren oder liebenswerteren Menschen, auch wenn viele aufgrund der Benotung das Gefühl haben, ein besserer oder weniger wertvoller Mensch zu sein.

Du kannst perfekt sein und trotzdem
Fehler machen.

Übe dich im Fehlermachen! Versuche, jeden Tag einen Fehler zu machen. Du kannst danebenwerfen, Rechtschreibfehler machen, dich versprechen, dumme Fragen stellen, nicht zusammenpassende Outfits tragen, ungekämmt aus dem Haus gehen, etwas verschütten, unappetitlich essen oder Gegenstände zu Hause liegen lassen. Lerne, dass es nicht schlimm ist, sondern möglicherweise sogar sehr lustig, wenn es nicht so läuft, wie du es dir gewünscht hättest. So verlierst du immer mehr die Scham und bestärkst dich dafür in dem Bemühen, nicht perfekt sein zu müssen, um liebenswert zu erscheinen.

Welche Fehler könntest du in deinen Alltag einbauen und regelmäßig üben?

Wenn du magst, erzähle auch gern deinen Freunden und Familienmitgliedern von dieser Herangehensweise! Um Perfektionismus loszuwerden, braucht es Übung. Hier kann das Umfeld unterstützen und dir beim Fehlermachen helfen. Du wirst sehen, dass es selten zuvor derartig leichte und lustige Tage gab.

Passe dich an, mache es allen recht - alle werden dich mögen, nur du dich nicht.

Keine Fehler zu machen macht dich angepasst, nicht liebenswert.

Ich würde es bevorzugen, mich selbst zu mögen, anstatt die richtige Person für andere zu sein. Wie ist das bei dir?

Wer bist du wirklich - von der Prüfungssituation einmal abgesehen?

Stimmt dein Selbstbild mit dem Fremdbild überein?

Was versuchst du zu erreichen, wenn du andere glücklich machen möchtest?

Wie könntest du dies mit anderen Strategien erreichen?

Selbstvertrauen heißt, unaufhaltbar zu sein, Vertrauen in die eigenen Fähigkeiten zu haben und dass es für alles Wege geben wird. Es heißt aber nicht, nie zu versagen oder Fehler zu machen.

Stärke bedeutet, es zu versuchen und nicht aufzugeben, nicht, nie zu scheitern.

Selbstgespräche

Angst entsteht aufgrund von Zukunftsgedanken. Wir spielen Hellseher und Wahrsager, um den Ausgang vorhersehen zu können. Wir stellen uns gedanklich eine Zukunft vor, die möglicherweise nie real werden wird. Wir leben nicht im Moment, sondern denken uns Geschichten aus, die eine schreckliche Zukunft zum Inhalt haben, eine Zukunft, in der alles schiefgehen würde.

Wir erzählen uns selbst Horrorgeschichten, die so niemals stattfinden werden, und trotzdem tun wir es, um uns bestmöglich zu schützen. Würdest du anderen Menschen eine derartige Zukunft vorhersagen? Würdest du auch deine Freunde und Bekannten dermaßen ängstigen wollen, indem du ihnen Schlimmes vorhersagst?

Warum sprichst du dann so mit dir? Andere würdest du eher aufmuntern, loben und bestärken. Du würdest ihnen auch eine schöne Zukunft vorhersagen und nicht nur auf das hinweisen, was alles schiefgehen könnte. Warum fällt es uns bei anderen so viel leichter, an sie zu glauben und an deren Zukunft? Was ist beim Blick von außen anders?

Bei uns selbst sind wir um einiges kritischer. Wir sind zu uns selbst viel strenger und dramatisieren so manche Situation, da wir uns in unserer Existenz bedroht fühlen. Bei anderen wirken Probleme doch so viel kleiner, lösbar, wie eine Phase, die wieder vorbeigeht.

Welchen Tipp würdest du einer Freundin/einem Freund geben?

Zuerst einmal die gute Nachricht: Viele unserer Gedanken können wir selbst steuern. Wir haben bewusste Gedanken, die kontrollierbar sind. Natürlich gibt es auch vorbewusste sowie unbewusste Gedankengänge, die aber auch mit dir mitwachsen und sich weiterentwickeln können.

Des Weiteren macht es auch einen gewaltigen Unterschied, bewusst zu erkennen, dass die Gedanken und Bilder, die in deinem Kopf entstehen, ausgedacht sind und keine Realität darstellen.

Auch wenn man sich schon oft gedacht hat: »Oh Gott, das ist hoch, was ist, wenn die Gondel runterfällt?«, so ist es nur ein Gedanke, aber nicht die Wahrheit, denn die Gondel hat dich sicher den Berg hochgebracht.

Wie viel mehr Zeit und Energie hättest du, wenn du weniger grübeln und dich sorgen würdest?

Wie könntest du die Zeit anders nutzen? Wofür hättest du gerne mehr Zeit?

Wie möchtest du mit dir sprechen? Welche Kommunikationsregeln kannst du mit dir selbst vereinbaren?

Kritisierst du dich heute anders als vor 5 oder 10 Jahren?

Wie kritisierst du andere?

Wie möchtest du dich auf Störfaktoren aufmerksam machen und zur Verbesserung ansporen?

»Wenn einer keine Angst hat,
hat er keine Fantasie.«
Erich Kästner

Rückgabe

Sehr oft diskutieren wir mit uns selbst, machen uns selbst klein, führen fordernde und strafende Selbstgespräche. Der innere Kritiker zeigt genau auf, was wir falsch machen und was in Zukunft schiefgehen könnte. Dies erzeugt Stress. Obwohl es unsere eigene Stimme ist, unsere eigenen Gedanken sind, die uns uns schlecht fühlen lassen und uns strafen, sind es nicht wirklich unsere eigenen Gedanken.

Diese inneren Antreiber haben wir erlernt. Wir haben gelernt, was akzeptabel und liebenswert ist. Wir meinen zu wissen, was eine gute Arbeit ist und wie ein perfekter Angestellter zu sein und zu agieren hat. Wie sitzt man korrekt am Tisch? Wie ordentlich hat das Zimmer auszusehen? Wie putzt man die Zähne? Was heißt Pünktlichkeit - 5 Minuten zuvor, Punkt oder 10 Minuten danach? Wann hat man aufzustehen? Wie startet man den Tag richtig? Wie sieht die perfekte Frisur oder das geeignete Outfit aus? Wie hat man sich zu ernähren? Welche Ausbildung hat man zu machen? Welche Kriterien muss ein Beruf erfüllen?

Diese Erwartungen haben selten zu 100 % Wahrheitswert. Jeder Mensch hat ein anderes Verständnis von dem persönlichen »richtig«. Was dem einen guttut, muss für den anderen nicht funktionieren. Vieles davon nehmen wir an, ohne wirklich darüber gesprochen zu haben. Viele von unseren kritischen Gedanken kommen von Eltern, Lehrern, Geschwistern, Social Media oder übernommenen Gesellschaftsnormen. Nicht wir haben für uns definiert, was richtig und gut ist - es hat uns jemand beigebracht, was und wie ein »richtig« auszusehen hat.

Was sagt dein innerer Kritiker zu dir? Welche fordernden oder strafenden Sätze sagst du zu dir?

Woher hast du dies gelernt? Wer hat diesen Satz geäußert? Wie kommst du zu dieser Annahme? Schreibe neben jede Aussage die Person, von der du dieses Gedankengut übernommen hast. Sollte es keine konkrete Person geben, schreibe »Gesellschaft« daneben.

Sind diese hilfreich und wichtig, oder darfst du sie der Person zurückgeben?

Wenn ja, stelle dir bildlich vor, wie du dieser Person ein Paket übergibst, in dem diese Erwartungen verpackt sind. Gib dieses Geschenk freundlich zurück. Wie fühlt sich das an?

Analyse

Gesundes Denken erfüllt 2 Regeln:

1. Gesundes Denken entspricht den Tatsachen!
2. Gesundes Denken hilft uns, uns so zu fühlen und zu verhalten, wie wir es möchten.

Danach wird der Gedanke analysiert: Ist dieser Gedanke zu 100 % wahr? Ist er absolut richtig, immer so gewesen - ohne jegliche Ausnahme oder Chance auf eine Veränderung? Meist ist der Gedanke nicht wahr und nur das schlimmste vorstellbare Zukunftsszenario.

»Ich schaffe das nicht!« - Ist er zu 100 %, absolut, wahr? Nein, das kann ich noch nicht wissen. Ab und zu ging es auch gut. Also ist er nicht zu 100 % korrekt. »Meine Zukunft ist dann versaut, meine Karriere kann ich dann vergessen!« - Kannst du sagen, dass dieser Gedanke zu 100 % stimmt? Nein, es kann sich etwas anderes Gutes ergeben. Vielleicht ergibt sich ein anderer, vielleicht sogar besserer Weg für mich.

Entsprechen deine Gedanken den Tatsachen? Stimmen deine Angstgedanken zu 100 %? Entsprechen sie der absoluten Wahrheit, an der kein Weg vorbeiführt?

☐ Ja

☐ Nein

Helfen dir deine Gedanken, dich so zu fühlen und zu verhalten, wie du es möchtest?

Warum verhalte ich mich so?

Wo besteht Verbesserungspotenzial? Wie könnte eine Veränderung aussehen?

»Ich bin der Meinung, man muss nicht so viel Angst haben, wenn Menschen eine andere Meinung haben.«

Angela Merkel

Gegenwart

Wie viele deiner Sorgen und Ängste gelten der Zukunft und sind NOCH NICHT eingetroffen?

Die Antwort lautet: 100 %. Denn Angst gilt nur der Zukunft. Du kannst nicht in die Zukunft sehen, daher ist es nur die eigene Vorstellung oder eine alte Erinnerung, die in deinem Kopf ist. Da wir alle die Zukunft nicht vorhersehen können, sollten wir uns mehr auf das Hier und Jetzt fokussieren, denn das können wir beeinflussen. Das Gefühl der Angst gilt nicht der Vergangenheit, es entsteht aufgrund von möglichen Schreckensszenarien, die in der Zukunft liegen. Darüber, was die Zukunft bringen wird, kann nur spekuliert werden, was selten zu guten Ergebnissen führt. Wenn du bemerkst, dass du Spekulationen über die Zukunft anstellst, hole dich bewusst zurück in die Gegenwart.

Sieh dich um und nimm wahr, was du siehst, hörst oder riechst. Sieh dich um: Wie viele gelbe Gegenstände kannst du finden? Notiere, was du gefunden hast.

____

____

Schließe die Augen, und versuche, 3 Geräusche zu identifizieren! Schreibe diese hier auf.

____

____

Finde 4 Objekte in deiner nahen Umgebung, die mit »S« beginnen!

Suche 3 runde Gegenstände und benenne diese!

Suche dir einen anregenden Duft - ein Gewürz aus der Küche, eine Seife, Duftkerze oder ein Parfüm. Rieche daran und versuche, den Geruch zu beschreiben!

Hast du bemerkt, wie du plötzlich nicht mehr in deiner negativen Gedankenspirale warst, sondern im Hier und Jetzt? Deine Sinne haben dir geholfen, im Moment zu sein. Nutze diese Übung auch immer wieder in Situationen, bei denen du bemerkst, dass du dich über deine Zukunft sorgst.

Stress gilt Situationen in der Zukunft.

Stress entsteht nur, wenn wir an die Zukunft denken. Es sind mögliche Szenarien, die uns in der Zukunft widerfahren können, aber es ist nicht die aktuelle Situation. Gedanken wie: »Ich werde zu spät kommen«, »Ich könnte ausgelacht werden«, »Ich werde das nicht schaffen, das ist zu viel!« sind Gedanken über Situationen, die noch nicht eingetroffen sind und uns aber trotzdem in diesem Augenblick so fühlen lassen, als wäre das Worst-Case-Szenario bereits eingetreten.

Wie viele deiner Gedanken finden sich im Moment, wie viele in der Zukunft, wie oft bist du in der Vergangenheit? Zeichne die 3 Ebenen ins Tortendiagramm ein!

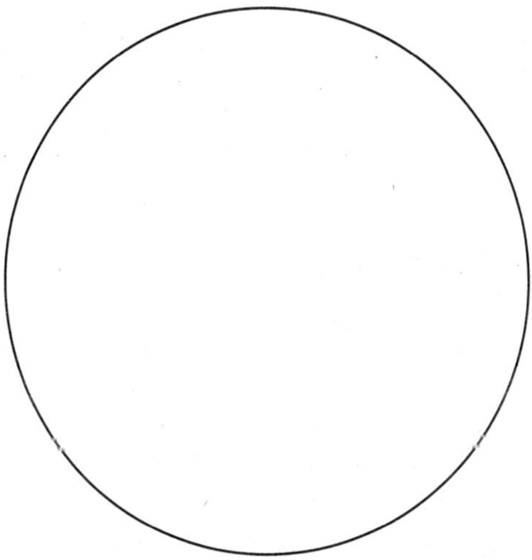

Versuche, heute nur bei der Aufgabe selbst zu sein und nicht bei der Zukunft.

Wenn du Auto fährst, fährst du Auto und bist vollkommen im Moment, konzentrierst dich auf das Lenkrad, die Straße und die Musik. Wenn du auf den Bus wartest, siehst du dich um und versuchst wahrzunehmen, was sich dir in diesem Moment zeigt. Beim Zähneputzen konzentrierst du dich auf deine Handbewegungen und dein Spiegelbild und holst deine Gedanken immer wieder zurück in den Moment.

Genuss kann nur
im Moment stattfinden.

Beim Frühstück bist du nicht schon gedanklich bei der Arbeit, sondern beim Essen selbst. Auf der Arbeit bist du nicht bei der Mittagspause, in der Mittagspause bist du nicht schon beim nächsten Meeting.

»Wunder beginnen immer dann,
wenn wir unseren Träumen mehr Energie geben
als unseren Ängsten.«
Unbekannt

Stopp

Diese Methode ist einfach und sehr wirkungsvoll. Wenn du aus deinen Angstgedanken aussteigen willst, sage einfach: »Stopp!« Der Gedankenstopp beendet sprichwörtlich die negativen Gedanken. Schließlich steuerst du deinen Kopf, nicht umgekehrt. Du hast die Macht, einen Gedanken zu verfolgen oder aus dieser Horrorgeschichte auszusteigen.

»Stopp, stopp, stopp! Diese Gedanken helfen mir nicht weiter, sie ziehen mich nur runter. Aus! Ich entscheide mich bewusst dafür, mir nicht weiterhin Panik zu machen und mich zu ängstigen. STOPP!«

»Die Angst ist nur so tief,
wie der Verstand es zulässt.«
Japanisches Sprichwort

Du kannst zusätzlich, um den Gedankenstopp noch zu unterstützen, auch deine Körperhaltung verändern. Zum Beispiel kannst du einen Schritt nach rechts, links oder nach vorn machen. Du kannst deine Sitzposition verändern oder auch bewusst aufstehen.

Probiere dies auch im Alltag. Du wirst sehen, dass du mit der Zeit immer mehr Herr über deine Gedanken wirst. Wie bei einem kleinen Kind oder jungen Welpen, die auch etwas Zeit brauchen, bis sie auf das Kommando hören, braucht auch der Kopf etwas Zeit, bis er sofort auf dich hört. Hier braucht es Übung und etwas Geduld. Den Gedankenstopp kannst du auch im Alltag üben: »Mir ist langweilig - ich suche mir etwas zu essen. STOPP!« - »Der Abend wird bestimmt schrecklich. STOPP!«, »Das Lernen wird bestimmt anstrengend! Stopp!«

Hör auf, dir einzureden, dass du eine Katastrophe auf zwei Beinen bist. Nicht alles, was du machst, geht schief. Nicht alles wird so schrecklich, wie wir es uns in Gedanken ausmalen. Lenke die Aufmerksamkeit auf das, was du gut gemacht hast, was schon geschafft ist und letztendlich viel besser wurde als erwartet. Das kommt nämlich genauso vor!

»Um fliegen zu können,
müssen wir stolpern lernen.«
Kayef

Beweise

Nun geht es darum, sich selbst zu beweisen, warum der Angstgedanke nicht der Wahrheit entspricht. Es gibt immer Ausnahmen. Wir können Beweise finden, wenn wir danach suchen, und unseren Kopf damit beruhigen. Mit der Frage: »Warum ist dieser Gedanke nicht wahr?«, finden wir Beweise, dass uns unser Gehirn einen Streich spielt. Finde mindestens 3 Gründe, die den Gedanken entkräften!

Bsp.: »Die Prüfung wird bestimmt schiefgehen!«
Warum stimmt dieser Gedanke nicht zu 100 %?

1. Ich kann es noch nicht wissen.
2. Ich habe mehr Prüfungen geschafft als nicht bestanden.
3. Ich habe es in der Hand, das Prüfungsergebnis zu beeinflussen.

Bsp.: »Ich kann mir nicht alles merken!«
Warum stimmt dieser Gedanke nicht zu 100 %?

1. Ich habe schon viel gelernt und mir gemerkt.
2. Niemand kann alles wissen und alles können.
3. Es reicht, mehr als die Hälfte zu wissen, um zu bestehen.

Bsp.: »Die anderen halten mich für dumm!«
Ist dieser Gedanke zu 100 % wahr? Warum nicht?

1. Jeder hat schon mal Fehler gemacht oder eine Antwort nicht gewusst.
2. Wenn wir alles wissen würden, müssten wir nicht mehr in die Schule gehen.
3. Meine Freunde und Familie kennen mich, und ihnen ist das egal.
4. Die Meinung anderer Leute, die mich nicht kennen, kann mir egal sein (sie kennen mich ja nicht).

5. Eine negative Note hat nichts mit Intelligenz zu tun. Auch Einstein hat Fünfen auf seine Leistungen bekommen und wurde eines der berühmtesten Genies!

Bsp.: »Wenn ich es vermassle, ist meine Zukunft ruiniert!«
Ist dieser Gedanke zu 100 % wahr? Warum nicht?

1. Es gibt immer mehr als eine Chance. Jede Prüfung kann man mehrmals machen. Am Ende fragt niemand, wie oft man zu einer Prüfung angetreten ist.
2. Wenn sich eine Tür schließt, wird sich eine andere öffnen. Ich bin mir sicher, dass es noch viele Chancen in meinem Leben geben wird. Vielleicht ergibt sich dadurch eine viel bessere Möglichkeit, die ich verpasst hätte, wenn ich diesen Weg eingeschlagen hätte.
3. Wenn es nicht so sein soll, hat das Leben womöglich einen anderen Plan für mich.
4. Meine Zukunft habe nach wie vor ich in der Hand. Wenn ich unzufrieden bin, kann ich jederzeit etwas ändern, damit ich glücklich bin.
5. Ich lerne jedes Jahr dazu, werde klüger und besser, und mein Leben wird somit leichter. Ich kann gar nicht anders, als mich weiterzuentwickeln, mehr Erfahrungen zu machen, immer gelassener und stärker zu werden.
6. Im Leben geht es darum, glücklich zu sein. Mein Glück und mein Erfolg hängen nicht von dieser Note/Prüfung ab. Ich kann trotzdem glücklich werden und ein schönes Leben führen.
7. Die Formel für Erfolg lautet: 1-mal mehr aufstehen als hinfallen. Wenn man einfach weitermacht und sich weiterhin anstrengt und bemüht, ist es unmöglich, dass dieses Vorgehen niemals Früchte trägt! Eines Tages wird es sich ausgezahlt haben.

Notiere hier 3 deiner Angstgedanken und finde mindestens 3 Gründe, die diese entkräften!

Befürchtung 1: ______________________________

1. ______________________________

2. ______________________________

3. ______________________________

Befürchtung 2: ______________________________

1. ______________________________

2. ______________________________

3. ______________________________

Befürchtung 3: ______________________________

1. ______________________________

2. ______________________________

3. ______________________________

»Angst vor dem Leid
ist schlimmer als das Leiden selbst.«
Deutsches Sprichwort

Gedanken umformulieren

Wenn du deine Gedanken gestoppt hast, kannst du deine Angstgedanken umformulieren. Zum Beispiel: »Ich bekomme in der Prüfung bestimmt kein Wort heraus.« Die Korrektur dieses Gedankens wäre: »Es ist unwahrscheinlich, dass mir überhaupt nichts einfällt. Selbst wenn ich einen Augenblick blockiert wäre, wäre das keine Katastrophe.«

Oder bei den fordernden Selbstgesprächen: »Ich darf keinen Fehler machen.« Realistischer wäre: »Ich verlange übermenschliche Fähigkeiten von mir, und zwar, keinen einzigen Fehler zu machen. Wegen eines Fehlers fällt man nicht gleich durch die Prüfung.«

Um unser Gehirn wieder funktionstüchtig zu machen, brauchen wir positive Gedanken – wir müssen uns so lange gut zureden, bis wir es glauben und ein schöner Film mit Happy End in unseren Gedanken abläuft.

Ich darf mir keine Fehler erlauben. Dann falle ich durch.	Fehler sind menschlich. Man kann nichts Neues lernen, ohne Fehler zu machen. Ich gebe mein Bestes, und das ist gut genug.
Wenn ich die Prüfung nicht bestehe, bin ich ein Versager.	Es ist ein schlechter Tag, aber kein schlechtes Leben. Prüfungen sind eine Momentaufnahme meines Wissens zu einem (!) bestimmten Gebiet und sagen nichts über meine Intelligenz aus oder über mich als Person. Meine Familie und Freunde lieben mich, egal, ob ich bestehe oder nicht.

Der Prüfer weiß, dass ich aufgeregt bin und unsicher. Er wird das ausnutzen.	Der Prüfer ist auch nur ein Mensch, der genauso wie ich täglich Zähne putzt, auf die Toilette geht und seine eigenen Probleme im Leben hat. Wenn er schlecht drauf ist, hat das nichts mit mir zu tun – es ist seine eigene Unzufriedenheit mit dem Leben, die sich bemerkbar macht. Sie sagt nichts über meine Leistung aus.
Ich kann mir nichts merken.	Wenn ich mir nichts merken könnte, hätte ich auch die deutsche Sprache nicht gelernt, könnte jetzt nicht laufen, schreiben oder rechnen. Ich merke mir viel, aber niemand kann sich alles merken. Ich gebe mein Bestes, tue, was in meiner Macht liegt, und das ist schon eine großartige Leistung!
Ich muss die Prüfung unbedingt bestehen, wenn nicht, ist das eine Katastrophe.	Ich werde mein Leben meistern und in dem Tempo vorankommen, das mir guttut. Wenn es nicht dieser Weg ist, wird es einen anderen Weg geben. Ich habe noch 50, 60, 70 Jahre vor mir – ich bin mir sicher, dass sich in dieser Zeit ein passender Weg für mich ergeben wird. Vielleicht eröffnet sich mir sogar ein noch viel besser passender Weg.

Formuliere nun selbst die unten stehenden häufigen Stressgedanken um!

Es wird bestimmt schiefgehen!	
Ich kann zu wenig!	

Ich bin von mir selbst enttäuscht und wütend auf mich, wenn ich versage.	
Ich muss es schaffen! Es muss klappen!	
Ich möchte meine Eltern stolz machen und sie nicht enttäuschen.	
Ich habe sowieso immer Pech! Das nächste Unglück kommt bestimmt.	
Oh Gott! Mein Herz rast, ich zittere! Ich werde umfallen. Ich will weg!	
Andere halten mich für dumm und unfähig. Mein Image ist ruiniert. Sie werden schlecht von mir denken und reden.	
Wenn ich nicht den Erwartungen entspreche, werde ich weniger gemocht.	

Füge gern weitere Angstgedanken hinzu und finde neue, hilfreiche Formulierungen und Denkansätze.

Affirmationen

»Ich schaffe das«, »Ich bin stolz auf mich, weil ich mein Bestes gegeben habe«, »Ich liebe mich, so wie ich bin«, »Ich bin gut genug«, »Die Prüfung wird mir leichtfallen«, »Es wird genau kommen, was ich gelernt habe«.

Mit bewusst positiv formulierten Sätzen, die wir regelmäßig lesen, können wir uns unterbewusst umprogrammieren. Denn je öfter wir etwas hören, umso tiefer gelangt es in unser Gedächtnis, genau wie mit Vokabeln. Du kannst dir also positive Gedanken antrainieren und dich vorab positiv polen, indem du dir regelmäßig für dich passende Sätze durchliest, die deine bisherigen Gedanken ersetzen.

Du kannst diese für dich definierten Sätze auch konkret in Angstsituationen lesen, um dich herunterzuholen.

Übe dich in positiven Selbstgesprächen!

Lies dir folgende Sätze von Pohl[5] durch, und achte darauf, wie es deine Gedanken- und Gefühlswelt beeinflusst:

✓ »Ich kann zwar nicht mehr alle meine Wissenslücken füllen, aber besser, ich fange heute mit dem Lernen an, als noch länger zu warten. Jeder Tag, den ich lerne, bringt mich dem Prüfungserfolg näher.«

- ✓ »Ich muss nicht alles wissen, um die Prüfung zu bestehen. Es gibt Leute, die auch mit Lücken Prüfungen bestanden haben. Ein bisschen Glück gehört dazu.«
- ✓ »Mein Gehirn funktioniert besser als jeder Computer. Wenn im Augenblick nichts mehr hineingeht, liegt es wahrscheinlich daran, dass ich eine Pause machen muss.«
- ✓ »Es ist vollkommen unwahrscheinlich, dass ich in der Prüfung gar kein Wort herausbekomme. Denkblockaden lösen sich wieder auf.«
- ✓ »Ich bin dem Prüfer nicht ausgeliefert, da er nur über eine Note, nicht über mein Leben entscheidet.«
- ✓ »Wenn ich eine Frage nicht gleich verstehe, versuche ich, ruhig zu bleiben, und bitte den Prüfer um eine Erklärung.«
- ✓ »Prüfer sind auch nur Menschen und haben Verständnis für meine Aufregung. Wenn ich einen Blackout habe, teile ich das dem Prüfer mit und bitte um einen Moment Aufschub.«
- ✓ »Die Prüfungsnote entscheidet nicht allein über meine Zukunft. Es gibt viele weitere Kriterien, die Einfluss auf den beruflichen Erfolg haben.«
- ✓ »Durch eine nicht bestandene Prüfung werde ich nicht zum Versager. Wenn das jemand behauptet, ist er oberflächlich, und das sage ich ihm auch.«
- ✓ »Die anderen Prüflinge haben auch Prüfungsangst und wissen auch nicht mehr als ich. Ich habe keinen Grund, mich kleinzumachen.«
- ✓ »Ich kann auch mit einer weniger gut verlaufenen Prüfung leben. Es liegt an mir selbst, ob ich mir einen Fehler verzeihe oder ihn jahrelang mit mir herumschleppe.«

✓ »Ich habe schon erfolgreich Prüfungen bestanden. Ich weiß, dass ich es schaffen kann.«

Wie geht es dir, nachdem du dich mit diesen positiven Gedanken befasst hast? Wie hat dies deine Stimmung beeinflusst sowie den Blick auf die Prüfungssituation?

Welche Gedanken waren besonders einprägsam und hilfreich?
Notiere hier für dich 5–10 hilfreiche Aussagen, die du verinnerlichen möchtest. Du kannst auch ganz neue Sätze für dich formulieren oder auch zuvor gefundene Beweise (3 Gründe, warum es nicht stimmt) für dich hier verwenden.

Gestalte sie schön und finde einen passenden Ort dafür. Ob als großes Plakat auf der Innenseite des Kleiderschranks, auf der Tür oder als kleiner Zettel im Nachttisch oder im Portemonnaie - finde einen für dich geeigneten Ort, an dem du deine Affirmationen aufbewahren kannst.

Möchtest du diese 1-, 2- oder 3-mal am Tag lesen?
Zu welchen Uhrzeiten?

Möchtest du diese durchlesen, aufschreiben, dir laut vorlesen und anhören?

Mache ein festes Ritual daraus, stelle dir einen Wecker und entscheide dich dafür, an deinem psychischen Wohlbefinden zu arbeiten! Tue es für dich! Du wirst dir später dafür danken.

»Nähre deinen Glauben,
und deine Angste werden verhungern.«
Unbekannt

Ein guter Ort
Es ist dann wie bei einem Computer: Der Arbeitsspeicher ist mit Sorgen und Prüfungsängsten ausgelastet und hat keine

Kapazitäten mehr frei. Das Aufschreiben jedoch ist wie eine externe Festplatte: Es speichert den Stress extern zwischen – und der Kopf ist wieder frei. Wenn dir ein Angstgedanke in den Sinn kommt, schreibe ihn auf, lege diesen Gedanken an einen guten Ort, den du dir dafür zurechtlegst (z.B. Rucksack, Hosentasche, Schublade zu Hause), und lasse die Sorgen samt aller dazugehörenden Gedanken dort. Sage dir: »Ich schreibe ihn auf, befördere ihn so aus meinem Kopf auf das Papier und lasse diese Angst nun hier.« Immer wenn der Angstgedanke kommt, denke daran, dass du ihm einen anderen Platz zugewiesen hast. Dort darf der Gedanke bleiben und zu einem anderen Zeitpunkt wieder bearbeitet werden.

Was könnte dieser gute Ort sein? Wo können wir unsere Ängste und Sorgen zwischenlagern, um diese nicht immer bei uns zu haben?

Probiere es gleich aus! Aufschreiben und ab ins Lager damit!

Best/Worst Case

Angst entsteht aufgrund des schlimmstmöglichen Ausgangs einer Situation. Jedoch gibt es auch den bestmöglichen Ausgang. Hast du dich schon einmal gefragt, was dir alles Gutes dabei passieren könnte? Wobei du Glück haben könntest? Hast du dir auch schon mal vorgestellt, dass du jede Frage beantworten kannst? Dass genau dein Lieblingsthema zum Prüfungsinhalt wird? Dass der Prüfer freundlich und gut gelaunt ist? Dass du genau dann drankommst, wann du es dir gewünscht hast? Erlaube dir, die Prüfungssituation gut ausgehen zu lassen! Dieses Szenario ist nicht weniger unwahrscheinlich als der schlimmste Ausgang, den du tagtäglich in deinem Kopf abspielst.

Was wäre, wenn es doch klappt?

Vor allem, wenn es gut ausgehen würde, hättest du dich tagelang umsonst gesorgt, dir jegliche Freude genommen. Rückblickend betrachtet, kannst du vor der Herausforderung, während und danach immer eine schöne Zeit haben. Du musst dich nicht schon im Vorfeld bestrafen, kleinmachen oder dich immer wieder in das Worst-Case-Szenario katapultieren. Genieße das Leben. Lebe im Augenblick, nicht gestern, nicht morgen. Dein Leben ist mehr als diese eine Prüfung. Lasse dir dein Heute nicht durch eine Prüfung verderben.

Triff heute die Entscheidung, Spaß zu haben.

Wenn du dir aussuchen könntest, heute einen schönen Abend zu verbringen oder einen sorgenreichen – wofür würdest du dich entscheiden? Triff heute die Entscheidung, Spaß zu haben. Es wird in jedem Fall einen positiven Einfluss auf deine Gemütsverfassung haben.

Was wäre der bestmögliche Ausgang?

____

____

Wobei könntest du Glück haben?

Wobei hattest du schon Glück? Was ist besser verlaufen als geplant?

Wie fühlst du dich, wenn du dein Ziel erreicht hast? Was denkst du dann, und wie verhältst du dich?

Die Wahrheit liegt oft in der Mitte. Es ist meist nicht schwarz oder weiß, die Realität spielt sich in der Grauzone ab, mit guten Ereignissen und weniger guten. Es passiert nicht nur Schlechtes, aber auch nicht nur Gutes. Beim Zahnarzttermin tat es wahrscheinlich ein bisschen weh, aber weniger schlimm als in unserer Vorstellung. Das Date, das wir uns ausgemalt haben, verlief sicher manchmal besser als erwartet und manchmal schlechter. Selten trifft aber genau das Erwartete ein. Ein Restaurantbesuch kann bessere und weniger gute Komponenten haben, vielleicht ist das Servicepersonal unaufmerksam, aber das Essen fantastisch. Auch ein Film, der uns wenig interessiert, kann phasenweise ganz aufregend und spannend sein und wird dich kaum völlig unberührt lassen.

Die 2 Seiten der Medaille.
Wirf die Münze noch einmal!

Bei der Prüfung wirst du Fragen richtig beantworten und vielleicht auch ein paar falsch. Trotzdem ist eine falsch beantwortete Frage kein Beweis für eine schlecht gelaufene Prüfung. Die Menge macht es aus. Sieh, was du alles auch schon gut gemacht hast - und Gutes passiert, auch an schlechten Tagen. Es ist nicht NUR das Schlechte da. Die Fragen, die du dir stellst, liefern dir die Antworten. Wenn du dich fragst: Was könnte Schlimmes passieren?, wird dein Kopf dir darauf Antworten geben. Solltest du fragen, was dir alles Gutes bei der Prüfung passieren könnte, wird dein Kopf dir auch darauf antworten.

Die Qualität deiner Fragen beeinflusst die
Qualität deiner Antworten.

Fokussiere dich nicht nur auf all das, was schiefgehen kann. Frage dich auch immer wieder, was alles gut laufen kann und wo du Glück haben könntest. Erlaube dir einen positiven gedanklichen Ausgang für eine herausfordernde Situation.

Schlimmster Ausgang

Bester Ausgang

Realistischer Mittelweg

Welche Erfahrungen stecken hinter deinem Pessimismus?

Wenn es nicht deine eigenen Erfahrungen sind, warum glaubst du ihnen dann?

Gibst du den Zweifeln nach, weil du dich als Skeptiker sicherer fühlst?

Was hält dich davon ab, mit deinem Vorhaben zu beginnen – jetzt?

5.

Die Prüfung

Eine schriftliche Prüfung besteht, ganz sachlich betrachtet, aus mehreren Seiten bedruckten Papiers. Papier wird aus Bäumen gewonnen, somit ist das Schreckensszenario ein toter gefällter Baum mit Farbpartikeln. Findest du normalerweise Bäume angsteinflößend? Oder bedrucktes Papier an sich?

Du hast mit Sicherheit schon viele Formulare ausgefüllt, und dabei hat dein Herz viel weniger stark reagiert. Stelle dir nun vor, dies ist ein weiteres Formular, das – wie gewohnt – ganz einfache Daten von dir abruft: Name, Geburtstag, Wohnadresse. Danach kommen möglicherweise schwerere Fragen, aber auch diese beantwortest du so, als würdest du beim Arzt, der Fahrschule oder der Versicherung deine Stammdaten ausfüllen. Erinnere dich immer wieder daran, dass du schon oft Fragen auf Papier beantwortet hast und dass es wie von selbst ging.

Möglicherweise erinnerst du dich an viele Geburtstagskarten, die du unterschrieben hast, oder an dein Tagebuch, bei dem es sich doch so leicht anfühlt, die leeren Zeilen zu füllen.

Bei mündlichen Prüfungen kannst du dir vorstellen, dass du schon oft befragt worden bist. Ob es Fragen deiner Mutter waren, die neugierig war, die Fahrkartenkontrolleurin, dein Gegenüber beim Date oder auch deine Mitspieler bei einem Spieleabend. Du bist es gewohnt, Fragen gestellt zu bekommen und zu antworten. Es ist keine neue Situation, sondern etwas, das du oft trainiert hast. Du hast dich das ein oder andere Mal hervorragend herausgeredet, weil du die Antwort nicht wusstest oder dir nur eine unpassende einfiel. Du hast also das Talent, auf schwierige Fragen geschickt einzugehen, das hast du dir schon bewiesen.

Hast du schon mal »Wer wird Millionär?« gespielt? Oder eine andere Art von Quiz versucht? Hier war es zweitrangig, ob du es wusstest oder nicht, du hast munter mitgeraten, lagst manchmal richtig und manchmal falsch. Bei der Millionenshow könntest du sogar 1 Million Euro gewinnen, bei der Prüfung, die dir bevorsteht, leider nicht. Also nimm es nicht so schwer! Es gibt nichts zu verlieren! Es gibt keine Bestrafung für falsche Antworten, also spiele das Spiel einfach mit. Denn wie bei jedem Spiel gibt es Gewinner und Verlierer, das ist normal. Versuche, in den Game-Modus zu kommen und die Prüfungssituation in eine Spielshow zu verwandeln, die aufregend und actionreich ist!

Was ist eine Prüfung?

____

____

Beschreibe so sachlich wie möglich, was eine Prüfung ist!

____

____

____

Wie viele Tests/Prüfungen hattest du schätzungsweise in deinem Leben?

____

____

Wie viele davon gingen gut aus? (In Prozent oder ganzen Zahlen)

____

____

Was kannst du bei dieser Prüfung leider alles nicht gewinnen? (Pokal, Geld, Freunde, Villa etc.)

____

Was könntest du in anderen »Prüfungssituationen« gewinnen?

____

____

Was kann dir helfen, diese »Quizshow« (filmreife Prüfungssituation) zu gewinnen? Betrachte dich von außen und beschreibe die Situation wie eine Filmszene oder ein Theaterstück! Achte auf einen spannenden Handlungsstrang und einen guten Ausgang!

Erschaffe aus dem Wort »Prüfung« etwas Neues! Lasse aus den Buchstaben neue Formen, Symbole oder Gegenstände entstehen! Du kannst Palmen, Blumen und Pflanzen hinzufügen, Gesichter, deine Lieblingstiere, Quadrate, Dreiecke, Schnörkel - alles, was dir gefällt. Versuche, das Wort dahin zu verändern, zu über- und zu bemalen, dass etwas Schönes und Neues daraus entsteht!

P r ü f u n g

ZAHL

Eine Note ist eine Zahl. Diese spezielle Zahl haben wir aber mit derartig vielen Bewertungen aufgeladen, dass diese nicht mehr neutral, sondern beängstigend ist. Denn Zahlen finden wir an vielen Stellen, ob es eine Telefonnummer ist, ein PIN-Code oder die Hausnummer der Wohnadresse. Es sind lediglich Zahlen, es liegt kein Grund vor, unsere Nerven zu strapazieren. Sieh dir deine Telefonnummer an - kommt hier eine 4 oder 5 vor? Ist dies belastend für dich? Wenn ich dich fragen würde, wie viele Male du im Ausland Urlaub gemacht hast, dann ist die Zahl in deiner Antwort um einiges neutraler - oder sogar positiv besetzt - als jede Zahl, die auf deinem Prüfungsbogen steht.

In Kroatien gilt das Notensystem in umgekehrter Reihenfolge - so ist eine »5« dort die beste Zahl, die man für eine Arbeit bekommen kann, und eine »1« die schlechteste Note. In Amerika werden Buchstaben verwendet, die für uns weniger bedrohlich wirken, da uns dieses System unbekannt ist.

Stell dir vor, es würden statt Zahlen Tiere verwendet werden zur Beurteilung des Wissens. Was wäre, wenn du für ein »Sehr gut« einen Schmetterling bekommen würdest, für ein »Befriedigend« einen Frosch und für ein »Nicht genügend« ein Huhn? Wäre diese Art der Benotung nicht um einiges weniger einschüchternd?

Verwandle diese Zahlen in Tiere oder Objekte! Verändere die Sichtweise durch deine kreativen Künste, und verunstalte sie, bis du sie nicht wiedererkennst!

1 2 3 4 5

Sieh eine Zahl als das an, was sie ist: eine Zahl. Du bist nicht deine Note. Nicht du wirst bewertet, es sind die Farbpartikel auf dem Papier, die beurteilt werden. Nicht du bist falsch, es ist die Antwort, die ausbaufähig ist.

Ist eine Zahl es wert, dass es dir schlecht geht?

Hat irgendetwas oder irgendwer das Recht, dir deine Freude und dein Lachen zu nehmen? Wem oder was gibst du derartig viel Macht, dich zu beeinflussen?

»Die Angst baut keine sicheren Häuser.«
Anke Maggauer-Kirsche

BENOTUNG

Dein Wissensstand wird beurteilt, aber nicht du als Person. Du bist und bleibst dieselbe großartige Persönlichkeit. Es ändert nichts an all deinen Charaktereigenschaften und Fähigkeiten. Wenn du kreativ bist, bleibst du auch kreativ. Wenn du handwerklich geschickt bist, bleibt dir das auch, egal, welche Note du bekommen wirst. Wenn du hilfsbereit und fürsorglich bist, ist das auch nichts, was sich durch eine Beurteilung verändert.

Du bist und bleibst eine gute Freundin, ein toller Mensch, eine bemühte Tochter und fleißige Schülerin. Keine Note der Welt lässt dies in die Leistungsbeurteilung mit einfließen. Es geht um eine objektive Feststellung der Leistung und des Wissens, das man sich aneignen konnte. Es sagt jedoch nichts über dein persönliches Glück oder Wohlbefinden aus. Auch sagt keine Note etwas über deine Zukunft aus. Wie viele erfolgreiche Menschen hatten schlechte Schulnoten und wurden trotzdem wohlhabender und unabhängiger als so manche Top-Schüler.

Trenne die Beurteilung der Leistung von der Beurteilung deiner Person.

Du hast nach einer Prüfung keinen Fuß weniger. Alles ist noch dran, es bleibt wie gehabt – 2 Füße, 2 Hände, 2 Augen. Das Essen schmeckt noch genauso wie vorher, das Bett ist dasselbe genau wie deine Hobbys. An dir oder deinem Leben hat sich nichts Grundlegendes geändert. Werde dir bewusst, wie wenig Einfluss eine Benotung auf dein Leben hat. Deshalb sollten auch dein Selbstwertgefühl, deine Liebe zu dir und anderen davon unberührt bleiben.

Werde dir bewusst, wie wenig Einfluss eine Benotung auf dein Leben hat.

Oder würdest du deine Freundin oder Mutter weniger gernhaben, wenn diese durch eine Prüfung gefallen wäre? Was würdest du zu ihr sagen? Was würdest du über sie denken? Hat sie sich nun in deinen Augen verändert?

____

____

Würdest du deine Oma anders sehen oder wahrnehmen, wenn du wüsstest, dass sie eine Klasse wiederholen musste?

____

____

Hat es für dich und die Beziehung zu einer Person eine Bedeutung, wenn du wüsstest, dass diejenige 3-mal ihre

Führerscheinprüfung machen musste, bis sie endlich bestand?

Würdest du die Person, in die du verliebt bist, weniger mögen, wenn du wüsstest, dass er/sie mehrmals Entscheidungsprüfungen hatte?

Sogar Lehrer hatten schlechte Noten in der Schule. Es gibt kaum jemanden, der noch nie ein »Nicht genügend« kassiert hat, denn das wäre, als hätte man das Spiel »Schule« nie wirklich mitgespielt. Es ist auch gut, diese Erfahrung mal machen zu können, um andere in dieser Situation besser verstehen und möglicherweise auch die eigenen Kinder oder andere Anverwandte in diesen Phasen besser unterstützen zu können.

Albert Einstein, der berühmte Mathematiker, fiel im Fach Mathematik durch, weil die Schule nichts über die Intelligenz und wahre Begabung aussagt. Viele erfolgreiche Unternehmer wurden erfolgreich, gerade weil sie keine gute Ausbildung hatten und sich deshalb einen anderen Weg suchen mussten.

Auch ich machte mich aufgrund äußerer Umstände selbstständig. Ich fand keinen Job, der mir gefiel und auch gut bezahlt war. Da mir infolge des Studiums und nur kurzer Vollzeitbeschäftigung kein Arbeitslosengeld zustand, fing ich an, Nachhilfe und Trainings anzubieten. Später kamen das Coaching und das Bücherschreiben dazu. Mit einer gefragten Ausbildung oder einem guten Jobangebot wäre ich niemals an diesen wunderschönen Ort gezogen und wäre nie diesen erfüllenden Tätigkeiten nachgegangen.

Der leichteste Weg ist nicht immer der beste.

Auch wenn du denkst, dass diese Prüfung, diese Präsentation, dieser Gesangsauftritt oder dieses Bewerbungsgespräch ausgesprochen wichtig ist für dein zukünftiges Leben, so ist dies auch nur eine Mutmaßung. Wir wissen nicht, ob es wirklich die beste Strategie für den Weg dorthin ist. Was wäre, wenn es sinnvoll wäre zu scheitern, um an einem anderen, besseren Ort zu landen? Also egal, was passieren sollte, nicht die eine Ausbildung, die eine Prüfung, nicht der dadurch erlangte Job wird dir die Tür zu deinem vollkommenen Glück öffnen. Es ist nur eine Annahme, dass das Leben leichter wird, wenn du diese Prüfung bestehst. Ob das wirklich so ist, wissen wir nicht.

Manchmal hat das Leben auch Besseres mit uns vor.

Notiere mindestens 8 deiner Eigenschaften oder Fähigkeiten, die sich auch nach einer egal, ob positiv oder negativ verlaufenen Prüfung nicht verändern!

Was sind deine größten Talente, und welche möchtest du besser nutzen?

Was ist passiert, damit du dir deine Fähigkeiten und Talente zugestehen kannst? Was waren Ereignisse, die dich darin bestätigt haben, an dich und deine Fähigkeiten zu glauben?

____

____

____

____

Mein Plan B war es immer, wenn alle Stricke reißen und meine Selbstständigkeit nicht funktionieren würde, auf eine Insel auszuwandern und dort Kokosnüsse und Erfrischungsgetränke zu verkaufen. Eine Freundin hat durch den Schulabbruch ein Jahr als Au-pair in Frankreich verbracht und dort ihren Traummann gefunden. Einer weiteren Freundin wurde gekündigt, und sie hat dadurch - ihrer Meinung nach - zufälligerweise den »besten« Job gefunden, den sie nie gesucht hatte.

Eine alte chinesische Geschichte erzählt von einem jungen Mann, der vom Pferd fiel und sich das Bein brach. Der Vater war traurig und musste für den Sohn die anfallenden Gartenarbeiten mit erledigen.[6] Dies war jedoch das Beste, was passieren konnte, denn durch die Verletzung musste der Sohn später nicht mit in den Krieg ziehen, aus dem kaum ein Soldat zurückkam.

Sinn ergibt sich immer erst im Nachhinein.

Wenn man nichts mehr zu verlieren hat, macht das unheimlich frei. Denn wenn sich eine Tür schließt, erblicken wir nach einiger Zeit ganz viele andere Türen, wir müssen nur unsere Blickrichtung ändern. Durch alle werden wir in unserem Leben nicht gehen können, doch es sind ausreichend Türen darunter, die dir einen Weg zu einem passenden Platz im Leben aufzeigen. Sei mutig, öffne Türen, schreite hindurch und schäme dich nicht, wenn du umdrehst und durch eine andere Tür gehen möchtest! Erfahrungen machen unser Leben reicher.

Was wäre dein Plan B? Wenn alle Stricke reißen, was wäre eine schöne Vorstellung von einer Alternative, sollte dein aktuell gewählter Weg nicht zu dem gewünschten Ergebnis führen? Was wäre sogar eine mögliche Belohnung, wenn es schiefgehen sollte?

Nenne 2 weitere Türen, die sich öffnen könnten, wenn sich diese schließt! Was könnte sich trotzdem alles ergeben, und was könntest du dir trotzdem ermöglichen?

Trotz Fehlern und Unglücken können wir Spaß und Freude am Leben haben. Bestrafe dich nicht selbst für deine Fehler. Nimm sie an, denn sie sind großartige Lehrer, wichtige Wegweiser und definitiv kein Beweis für Unglück. Warte ab, bis auch Verluste und Scheitern in deinem Leben Sinn und Wichtigkeit ergeben.

Scheitern ist kein Beweis für Unglück. Es ist ein Zeichen für eine neue Richtung.

Was ist bei dir oder anderen bereits missglückt, was sich im Nachhinein als Gewinn oder wichtige Wendung herausgestellt hat?

»Die Anwesenheit von Angst bedeutet nicht, dass man keinen Glauben hat. Die Angst besucht jeden. Aber machen Sie Ihre Angst zu einem Besucher und nicht zu einem Bewohner.«

Max Lucado

WAS WÄRE SCHLIMMER?

Das Gras auf der anderen Seite ist immer grüner.

Das empfundene Leid sowie die Schwere der Situation hängen auch immer von bisherigen Erfahrungen ab. So wird etwa eine leichte Grippe nach einer überstandenen OP gar nicht mehr als so schlimm wahrgenommen. Auch ein gebrochener Zeh ist nach einem gebrochenen Fuß schon weit weniger tragisch. So kann die eigene Lebensgeschichte viel besser zu ertragen sein, wenn man die Familienerfahrungen anderer Personen geschildert bekommt, die möglicherweise auch mit traumatischen Erlebnissen verbunden waren. Auch eine kritische Mutter oder ein nörgelnder Vater ist nur so lange schlimm, solange es keine schlimmere Vorstellung gibt. Eine schlechte Note oder auch eine unangenehme Charaktereigenschaft erscheinen weniger relevant, wenn wir uns an Situationen erinnern, die uns oder andere geprägt haben.

Erfahrungen prägen.

So habe ich mit einer Klientin an ihrem Selbstvertrauen gearbeitet. Sie wollte frei reden können, sich trauen, sich selbst zu zeigen, und lernen, sich selbst zu lieben. Nach mehreren Wochen gemeinsamer Arbeit bekam sie die Diagnose »Rheuma«. Schlagartig war ihr Selbstvertrauen nicht mehr das Thema. Plötzlich konnte sie ihre Meinung sagen, auf sich schauen, sich versorgen und auch ihren Freunden aufgrund von Arztterminen oder Therapien mal absagen. Das zuvor so groß erscheinende Problem war schlagartig klein und unbedeutend. Augenblicklich war sie selbstbewusst, da sie es sein musste, um der Krankheit zu trotzen und trotzdem ihren Weg zu gehen. Ein neues Problem löste das alte, denn in Situationen, in denen wir stark sein müssen, sind wir es. Wenn es darauf ankommt, können wir uns alle Fähigkeiten und Eigenschaften aneignen. Wir unterschätzen uns bei Weitem - wir sind zu so viel mehr fähig, als wir uns je zutrauen würden.

Wir sind zu so viel mehr fähig, als wir denken.

So gab es bereits Schilderungen von Menschen, die Autos hochheben konnten, weil geliebte Menschen nach einem Unfall darunter feststeckten. So kann man plötzlich am Vortag eines Testes 20 Seiten lernen, was man sich nie zugetraut hätte, ohne den Druck, die Stressenergie.

Der empfundene Stress ist die Hilfestellung deines Körpers, damit du deine Probleme lösen kannst. Dein Körper unterstützt dich, indem er dir maximale Kraft und Schnelligkeit zur Verfügung stellt. Sei dankbar dafür, nutze diese.

Dein Problem von heute wird sich in 10 Jahren gelöst haben.

Du wirst wieder Probleme haben, aber nicht die, die du heute hast.

Nenne 5 Dinge, die unangenehmer, schlimmer oder stressiger sind als dein aktuelles Problem.

Gegen welche anderen Herausforderungen würdest du niemals tauschen wollen?

Mit welchen Menschen würdest du auf keinen Fall dein Leben tauschen wollen? Warum?

Denke an Schicksale und Probleme von Menschen in deinem Umfeld, aus den Nachrichten oder dem Fernsehen, die deine Situation im Vergleich ertragbar und fast angenehm erscheinen lassen!

»Man ist meistens nur durch Nachdenken unglücklich.«
Joseph Joubert

SORGENSCHIEBER

Wie viel Zeit verbringst du am Tag damit, dich zu ärgern, zu sorgen oder zu stressen?

Folgendes Angebot: Was wäre, wenn du für deinen Stress, deine Sorgen und Zweifel eine bestimmte Zeit am Tag einrichtest?

Zum Beispiel kannst du dir um 18 Uhr abends eine halbe Stunde »ärgern & sorgen« in den Kalender eintragen. Bis dahin erinnerst du dich immer wieder bei solch auftretenden Gedanken, dass du dich später darüber ärgern oder sorgen wirst, erst zum Zeitpunkt des Termins, vorher nicht.

Sage dir: »Ich ärgere mich später darüber, und zwar um ... Uhr!«

Gib dem Stress seinen Platz, und er wird auch gern dort bleiben. Erlaube dir, alles zu fühlen – nur vielleicht nicht immer sofort.

Bis dahin werden der Stress, die Wut, die Verzweiflung und die Frustration höchstwahrscheinlich vergangen sein. Und wenn die Uhrzeit dann gekommen ist, wirst du dasitzen und kaum etwas haben, über das du dir Sorgen machen musst.

Diese Zeit für Stress planst du am besten am Ende des Tages ein. Auch zwischendurch kannst du dir einen Stresstermin eintragen, wenn dieser nötig ist, jedoch muss dieser mindestens 2 Stunden später stattfinden. Die Stresszeit kannst du bei der Arbeit oder zu Hause verbringen.

Sehr wahrscheinlich wirst du die halbe Stunde nicht brauchen und auch immer weiter reduzieren. Sehr häufig wirst du feststellen, dass es Wichtigeres gibt, was in der freien Zeit erledigt werden kann. Nimm dir trotzdem die Zeit, um dir etwas Gutes zu tun, deinen Gedanken zu lauschen, Musik zu hören, den Tag Revue passieren zu lassen oder eine Meditation anzuhören. Das ist deine persönliche Zeit, die du nutzen kannst, um dich dem Stress hinzugeben, dich mit Problemen auseinanderzusetzen oder auch um dich nicht zu stressen und stattdessen Energie zu tanken.

Wann möchtest du dir deine Stresszeit einrichten? Stelle dir einen Wecker!

____

____

Über was möchtest du dich in dieser Zeit ärgern und sorgen?

____

____

____

Wie würdest du die Zeit lieber verbringen?

____

____

____

Mit dieser humorvollen Übung wirst du einen anderen Zugang zu deinen unangenehmen Gefühlen bekommen und vielleicht sogar noch Spaß dabei haben.

KINOFILM

Da es nicht leicht ist, das eigene, oft automatisierte Verhalten zu ändern, kann folgende Übung sehr hilfreich sein.

Denke an eine gelassene Person, die nichts aus der Ruhe bringen kann. Vielleicht stammt sie ja aus deinem Umfeld oder aus einem Film oder einer Serie, genauso sind fiktive Cartoon-Charaktere möglich. Auch hier braucht es Achtsamkeit, Feinfühligkeit und Ehrlichkeit mit sich selbst.

Versuche, dich in diese Person hineinzuversetzen und dich an diesem Tag immer wieder zu fragen, wie genau diese Person sich verhalten würde. Was würde diese Person denken? Wie würde sie dastehen, sprechen und reagieren?

Schlüpfe in eine andere Rolle und eigne dir neue Denk- und Verhaltensweisen spielerisch leicht an!

Welche Personen in deinem realen Umfeld fallen dir ein, von denen du dir eine positive Verhaltensweise beim Umgang mit Stress abschauen könntest?

Welche Film- oder Serienfiguren und -helden fallen dir ein, die nützliche Denk- und Verhaltensweisen an den Tag legen?

____

____

Wie würden deine Mutter, dein Vater oder deine Schwester in einer stressigen Situation reagieren? Was würden sie denken, sagen oder tun?

____

____

____

Wie würden deine Freunde bei einer Prüfung reagieren? Was würden sie denken, sagen oder tun?

____

____

____

Wie würde ein Pfannenwender, eine Tomate oder das Lieblingsstofftier bei einer Überforderung reagieren? Wenn diese Gegenstände lebendig wären und sprechen könnten, wie in Toy Story, was würden sie denken, sagen oder tun?

____

____

In welchen Situationen möchtest du dich wie ______________ verhalten?

____

____

____

Beschreibe die Situation und deine gewünschte Reaktion!

____

____

____

»Die Mutigen leben nicht ewig.
Aber die Ängstlichen leben gar nicht.«
Unbekannt

BEDEUTUNG NEHMEN

Welche Bedeutung hat diese Prüfung für mich in 5 Jahren oder in 10? Bereitet mir diese Prüfung körperliche Schmerzen? Was wäre schlimmer, als die Prüfung zu vermasseln? Wer in meiner Familie (Mama, Papa, Schwester, Oma, Tante etc.) hat schon mal eine Prüfung vermasselt? Wie wichtig ist das heute für sie? Sind sie deshalb noch immer todunglücklich?

Hier geht es vor allem darum, einen Vergleich anzustellen, der ein schlechtes Prüfungsergebnis unwichtig erscheinen lässt. Ob dies der Welthunger ist, ein Blinder, ein Rollstuhlfahrer, eine Krankheit etc. Auch durch einen Blick in die Zukunft wird der Stellenwert dieser kurzen Leistungsfeststellung relativiert. Dass auch Verwandte und Bekannte nicht perfekt sind und trotzdem heute ein schönes Leben führen, beweist, dass es nicht das Leben bestimmt.

Welche Bedeutung hat diese Prüfung in 10 Jahren für dich?

Stelle dir vor, du bist 80 Jahre alt und sitzt gemütlich in deinem Schaukelstuhl. Dir geht es gut, und du blätterst deine Fotoalben durch. Welchen Stellenwert und wie viel Platz würdest du einzelnen Prüfungen einräumen? Um was ist es im Leben für dich gegangen?

Was möchtest du mit 80 Jahren über dein Leben sagen können?

Über was wirst du mit 80 Jahren noch sprechen? Welche Erinnerinnungen werden für dich die schönsten gewesen sein?

»Das Leben beginnt dort, wo die Angst endet.«

Osho

PERSPEKTIVE WECHSELN

Weil es einfacher ist, Ratschläge zu geben als zu befolgen, nutzen wir umgekehrte Psychologie.

Oft meinen wir genau zu wissen, was andere brauchen, wie die Probleme von anderen zu lösen wären. Bei uns selbst fällt es uns jedoch schwer, Lösungen zu finden.

Neue Betrachtungsweisen und Möglichkeiten erschaffen wir, indem wir die Rolle wechseln. Die guten Ratschläge, die wir anderen geben, können wir auch uns selbst geben.

Nutze folgende Fragen, um eine neue Perspektive zu gewinnen und Handlungsmöglichkeiten zu entdecken.

Wenn du dein eigener Elternteil wärst, was würdest du zu dir sagen?

Was würde dir ein Kind in dieser Situation empfehlen? (Frage eins, wenn möglich)

Was würde dir ein guter Freund raten? Was würdest du diesem Freund raten?

Welchen Ratschlag hättest du deinem 5 Jahre jüngeren Ich heute gegeben?

Welchen Ratschlag würde dir dein 10 Jahre älteres Ich möglicherweise geben?

Welchen Ratschlag hätte ein erfolgreicher Fußballtrainer für dich?

Welchen Ratschlag hätte eine blinde oder gehörlose Person für dich?

Welchen Ratschlag hätte ein Millionär für dich?

Welchen Ratschlag würde dir ein Obdachloser geben?

Welchen Ratschlag hätte eine 10-fache Mutter für dich?

Welchen Ratschlag hätte der älteste Mann der Welt für dich?

SCHLECHTER TAG, KEIN SCHLECHTES LEBEN

Es ist nur ein schlechter Tag, kein schlechtes Leben. Krisen und Herausforderungen gehören im Leben dazu. Zugleich kann es trotz Schwierigkeiten ein wunderbares Leben sein, wenn wir uns immer wieder dazu anspornen, weiterzumachen und uns trotz unangenehmer Erfahrungen die Freude nicht nehmen zu lassen. Nächsten Monat kann dein Leben schon wieder ganz anders aussehen und sich auch anders anfühlen. Gib dir die Zeit, mal zu trauern, ängstlich zu sein, hilflos oder überfordert zu sein - das sind normale menschliche Gefühle, die auch wieder verschwinden werden.

Welche ähnlichen Krisen hast du bereits überstanden? Was hat dir dabei geholfen, diese zu überwinden?

Warum traust du den Zweifeln mehr als deinem ersten Impuls?

Was hat anderen geholfen? Was möchtest du ausprobieren?

Wie würden andere bemerken, dass sich bei dir etwas verändert hat? Du selbstbewusster und mutiger wärst?

Was unterlässt du möglicherweise aufgrund von Angst, Scham oder Überforderung?

Was machst du aufgrund von Angst, Scham oder Überforderung?

Wie könnte dein Zielvorhaben lauten? Formuliere einen Wunsch!

Was bringst du mit, um dein Ziel zu erreichen?

Was kannst du alles tun, um die Lösung umzusetzen?

Was machst du konkret anders in der Prüfungssituation?

»Um die Angst zu überwinden,
musst du nur Folgendes tun:
Erkenne, dass die Angst da ist, und tue die
Handlung, vor der du dich fürchtest, trotzdem.«
Peter McWilliams

ERWARTUNGEN SENKEN

Erwartungen lassen uns Abweichungen umso bewusster werden. Wenn du ein bestimmtes Ergebnis erwartest und feststellst, dass es nicht exakt so eintritt, erzeugt das Frust.

Wie bereits beim infantilen Kleeblatt festgestellt wurde (s. S. 69), erzeugen Erwartungen einen engen Weg, der die Abweichung klar feststellen lässt. Dadurch haben wir ein eingeschränktes Sichtfeld sowie ein eingeschränktes Handlungs- und Interpretationsspektrum.

$$G = R - 1000\,E$$

Glück ist gleich Realität minus 1000 Erwartungen.[7] Unter Glück wird hier vor allem glücklich sein verstanden. Je weniger wir von uns oder unserem Umfeld erwarten, umso weniger werden wir enttäuscht. Wir können so vieles nicht kontrollieren, wer was zu uns sagt, was über uns gedacht wird, welche Fragen uns gestellt werden, ob wir jemandem sympathisch sind oder ob uns jemand verzeiht. Ich kann mich bemühen, mein Bestes zu geben, kann den Ausgang aber nur bedingt beeinflussen.

Trotz aller Bemühungen, geliebt oder gemocht zu werden, können wir dies nicht erzwingen. Auch wenn wir uns entschuldigen und uns eine Verzeihung wünschen würden, liegt dies nicht in unserer Macht. Biete es an, versuche es und akzeptiere, was dir geboten wird. Auch wenn es nicht funktioniert und dein Wunsch nicht in Erfüllung geht, hast du es versucht. Mehr hättest du nicht tun können. Zugleich muss es nicht an dir liegen, an zu wenig Bemühung, Vorbereitung oder Engagement. Es hat vielmehr mit deinem Gegenüber zu tun und viel weniger mit dir als Person. Du bist nicht unzureichend, wenn etwas nicht so wird, wie du es dir gewünscht hast. Es wird gute Gründe dafür geben, dass dieses Ergebnis nun so ist, wie es ist. Nicht du bist für alles verantwortlich. Nimm dir den Druck von den Schultern.

Es liegt nicht an dir.

Wie bereits erwähnt, senkte ich meine berufliche Anspruchshaltung auf ein Minimum. Ich muss zu den Workshops, Seminaren und Interviewterminen lediglich hingehen. Wenn mich meine Angst und Nervosität von einer Absage nicht abgehalten haben, dann war das schon ein großer Gewinn. Auch wenn nicht immer alles glatt läuft, so räume ich mir ein, üben zu dürfen, da ich kein Profi bin. Trotz aller nicht perfekten Abläufe hat es mir alles in allem viel mehr gebracht, als wenn ich mich diesen Erfahrungen verweigert hätte.

Mein erstes Buch schrieb ich vor 4 Jahren. Auch wenn ich die Welt heute anders sehe, sicher manches anders formuliert hätte und nach wie vor kritische Kommentare erhalte, hat es mir sehr viel mehr gebracht als genommen. Auch wenn dieses Buch sicher nicht perfekt wird (in meinen Augen), bin ich es angegangen und habe es zumindest versucht. Natürlich werde ich in 1, 2 Jahren mein Werk wieder kritisch beäugen, dazugelernt haben und Fehler entdecken. Aber hey, das ist okay. Wir alle lernen und wachsen. Zumindest habe ich mir die Chance gegeben und mich nicht von Bedenken abhalten lassen.

Um eben nicht andauernd an das zu denken, was unkontrollierbar ist und was meine Grübeleien nicht lösen können (was werden sie denken/sagen/davon halten?), richte ich den Fokus bewusst auf kleine Dinge, die ich steuern kann. Zum Beispiel, mich hinzusetzen und diese Zeilen nun zu schreiben. Ich lege den Fokus darauf, etwas zu tun, zu starten, trotz all dieser Gefühle der Unsicherheit.

Ein kleines Ziel kann sein, irgendwo hinzugehen, heute zu lernen, langsam zu sprechen, vor der Prüfung Sport zu machen, den Prüfer anzulächeln usw. Arbeite an den kleinen Dingen, die du steuern kannst.

Welche Erwartungen und Teilziele könntest du dir setzen, die du auch gut erreichen und umsetzen könntest?

___

___

___

Worauf soll der Fokus gelegt werden?

___

___

___

Was könntest du tun, damit du zufriedener wärst?

»Furcht lässt uns unsere Menschlichkeit spüren.«
Benjamin Disraeli

BUCHSTABEN-TAUSCH

Bei dieser Übung werden Vokale abwechselnd mit Ü, Ö oder Ä ausgetauscht. Dabei klingen die ausgesprochenen Sätze sehr lustig.

Vor allem bei Angstgedanken kann diese Übung sehr hilfreich sein, um ein anderes Gefühl zu den Gedankengängen zu bekommen. Formuliere zunächst genau deine Sorgen und Ängste, dann tausche alle Vokale mit Üs aus. Lies diese Gedanken laut vor, das kann z.B. so klingen:

»Üch hübü Üngst, dü Prüfüng nücht zü schüffün.«

Mit Ä könnte dies so aussehen:

»Äch häbä Ängst, dä Präfäng nächt zä schäffän.«

Schlagartig verlieren die zuvor angstbesetzten Gedanken ihre Schwere.

Diese humorvolle Übung kannst du auch machen, wenn du einen Stift zwischen die Zähne nimmst und all deine Sorgen und Ängste aussprichst. Diese werden derartig komisch klingen, dass die Chance hoch ist, dass dir vor Lachen der Stift aus dem Mund fällt.

Du kannst deine Angstgedanken auch sehr langsam und tief aussprechen oder sehr hoch und schnell.

Nimm wahr, wie sich die Gefühlslage dabei verändert. Nutze diese wirksame und schnelle Übung immer, wenn dir deine Angst zu Kopf steigt. Auch auf der Toilette, im Auto, als Sprachnachricht am Mobiltelefon oder gemeinsam mit Freunden.

»Unsere größte Angst sollte nicht
vor dem Versagen sein sondern davor,
in Dingen des Lebens erfolgreich zu sein,
die nicht wirklich zählen.«

Francis Chan

6.

Gefühle

Gefühle entstehen aufgrund unserer Gedanken. Gefühle haben wichtige Botschaften für uns, die gehört werden wollen. Kein Gefühl ist schlecht oder böse - sie sind Gäste, die uns eine Nachricht mitteilen wollen und dann auch wieder gehen, wenn wir zugehört und den Inhalt verstanden haben.

Angst entsteht im Kopf, Mut auch.

Auch wenn nicht alle unsere Gedanken bewusst gedacht werden, kann eine veränderte Denkweise schon viel bewirken. Um auf der emotionalen Ebene zu arbeiten, um die intensiven Gefühle leichter loslassen zu können, geht es vor allem darum, die innerlichen Blockaden und Schutzmauern zu erkunden. Hier helfen in erster Linie innere Bilder sowie Körperübungen, um direkt auf die Emotionen einwirken zu können.

GEFÜHLSMEISTER

Insbesondere in neuen, unbekannten Situationen ist es normal, mehr Angst zu verspüren. In Situationen, die wir schon oft erlebt haben und gut kennen, haben wir kaum noch Angst. Bei neuen Erlebnissen können wir die Sachlage weniger gut einschätzen und neigen zu übertriebener Fürsorge und somit zu verstärkter Angst. Daher ist es absolut natürlich, bei

Prüfungen, Bewerbungsgesprächen, Dates oder öffentlichen Wettbewerben vermehrt Angst zu empfinden, da dies keine alltäglichen Beschäftigungen sind. Unser Kopf kann diese Situationen nicht realistisch einschätzen, weil diese nicht zum Standardrepertoire gehören. Da uns die Angst schützen, Leid vermeiden und uns bestmöglich vorab auf alle möglichen Konsequenzen vorbereiten möchte, malt sich das Gehirn die schlimmen, Angst einflößenden Ausgänge aus. Hätten wir jeden Tag eine Prüfung, wären wir kaum noch aufgeregt, weil wir oft genug die Situation üben konnten und diese nun um einiges besser einschätzen können.

Sei deiner Angst nicht böse. Sie möchte nur das Allerbeste für dich. Angstgedanken sollen dich schützen und wollen, dass du so wenig wie möglich leidest. Die Angst ist der fürsorglichste Beschützer, den du je hattest.

Die Angst möchte dich schützen und will nur das Beste für dich.

Gefühle machen uns menschlich. Sie sind ein Geschenk, das uns gegeben wurde. Wir sehen uns Filme an, um zu fühlen. Wir hören Musik, um unsere Emotionen noch besser wahrnehmen zu können. Wir kaufen aufgrund von Emotionen, den schönen Bildern, die direkt ein Gefühl bei uns auslösen. Ein ganzes Leben lang handeln wir nach unseren Emotionen, sie leiten uns, zeigen uns Wege vor, warnen uns, lassen uns uns gut fühlen, zeigen uns, was uns wichtig ist, wo unsere Grenzen sind und wo unsere größten Wünsche zu finden sind.

Wir lieben, wir lachen, wir weinen. Wir verlieben uns, lassen uns unser Herz brechen und brechen selbst ein Herz. Wir haben mal Hoffnung und sind mal enttäuscht. Wir leiden, wir wachsen, stehen wieder auf und versuchen es noch einmal.

Das Leben ist bunt, vielfältig und keinesfalls eine gerade, langweilige, monotone Linie.

Stell dir ein Leben ohne jegliche Emotion vor. Wäre dieses Leben für dich wünschenswert? Keine Liebe, keine Freude oder Begeisterung? Es sind genau diese Gefühle, die das Leben so aufregend und großartig machen!

Gefühle sind ein Geschenk.

Einzelne Gefühle können wir nicht ausblenden. Denn Gefühle zu vermeiden bedeutet, sich dafür zu entscheiden, überhaupt nichts zu fühlen, da auf diese Weise auch die guten, wünschenswerten Gefühle vertrieben werden. Die oft beschriebene innere Leere oder Gefühlskälte ist ein Schutzmechanismus. Wenn wir nichts fühlen, ist das eine Schutzfunktion des Körpers, weil es geradezu überfordernd wäre, alles zu fühlen. Die Entscheidung, nicht zu fühlen, würde auch beinhalten, die Freude und alle anderen wunderbar angenehmen Emotionen fernzuhalten.

Wir können nicht einzelne Gefühle ausschalten.

Wenn wir uns entscheiden zu fühlen, dann fühlen wir das gesamte Emotionsspektrum. Dazu gehören die angenehmen Gefühle wie Freude, Stolz, Neugier, aber genauso auch Trauer, Scham und Angst.

Es ist die Polarität des Lebens, dass es beides braucht. Es gibt den Tag und die Nacht, Ebbe und Flut, Winter und Frühling, Tod und Geburt, einatmen und ausatmen, den Plus- und Minuspol sowie den Nord- und Südpol. Beides ist vonnöten, um ein Gleichgewicht herzustellen. Polarität bedeutet, dass es kein Entweder-oder gibt, sondern ein Zugleich - beides darf sein.

Daher geht es auch bei Emotionen wie Angst, Nervosität, Scham oder Unsicherheit darum, diese anzunehmen. Jedes Gefühl gehört gewürdigt und darf sein. Wir müssen nicht immer wissen, woher ein Gefühl kommt, aber allein zu wissen, dass es gute Gründe dafür geben wird, sich so zu fühlen, erleichtert den Umgang damit.

Sage dir:

»Ich darf mich so fühlen. Es gibt gute Gründe, dass dieses Gefühl da ist.«

Sobald wir uns Gefühle erlauben, werden sie weniger intensiv. Wenn wir unsere Gefühle würdigen, diese da sein lassen und annehmen, verlieren sie die Macht über uns.

Der Widerstand macht es anstrengend.

Anstrengend ist es, wenn wir uns anders fühlen und verhalten wollen, als es der Fall ist. Wir bemerken den Unterschied, die Abweichung, verleugnen uns selbst und sagen uns damit: »Es ist nicht in Ordnung, was du gerade fühlst. Du musst dich anders verhalten und fühlen!«

Nicht nur eine gewisse Erwartungshaltung (»Ich muss mich so verhalten/fühlen«), sondern auch der eigene Widerstand (»Ich darf so nicht sein!«), dass man es anders haben möchte, macht es schwer, belastend und kräfteraubend. Je mehr wir uns ablehnen und ein anderes Gefühl wünschen, umso mehr macht sich der Widerstand bemerkbar. Genau hier entstehen oft Panikattacken oder Blackouts, weil wir immer mehr im Widerstand und in der Ablehnung sind (»Ich will das nicht! Nein, es soll weg! Es muss aufhören!«).

»Zulassen« heißt das Zauberwort.

Auch wenn du vielleicht schon öfter gehört hast: »Du musst doch jetzt nicht traurig sein!«, »Hör auf zu weinen!«, »Was hast du denn jetzt schon wieder?«, darfst du dir nun selbst deine Gefühle validieren. Du würdest dir doch auch wünschen, dass zu dir gesagt wird: »Du darfst dich so fühlen, das ist in Ordnung.« Wahrscheinlich hättest du dir das hin und wieder sogar gewünscht. Nun darfst du dir selbst zugestehen, Gefühle zu haben. Erlaube dir, alles zu fühlen. Du bist trotzdem in Ordnung, auch wenn du traurig, wütend oder unsicher bist. Das ist okay. Es wird auch wieder vorbeigehen. Gefühle kommen und gehen. Es ist ein momentaner Zustand, warte ab, bis sich die Gefühlswelle wieder abschwächt, der Zeitpunkt wird kommen.

Nimm an, was passiert - sei nicht im Widerstand, und sage einfach: »Ja.« Lasse es da sein, lasse es zu, und sobald du es da sein lässt, wird es leichter.

Der Schlüssel zum Glück ist Akzeptanz.

Heiße alles willkommen, was dir das Leben bietet und zeigen möchte. Die Probleme und Herausforderungen sind nur weitere Lernchancen. Auch wenn wir nicht immer sofort den Sinn dahinter erkennen, so ist es doch um einiges einfacher, etwas als gegeben und wichtig anzusehen, als uns dagegen zu wehren. Ein innerliches »Nein« zum Leben, zu all dem, was dir gegeben wird, erzeugt Anspannung - in den Muskeln sowie im Geist.

Alles darf da sein. Es wird gute Gründe geben, ohne diese kennen zu müssen.

Jedes Gefühl ist wichtig und zeigt uns, was in unseren Köpfen vorgeht. Auch wenn jedes Gefühl seine Berechtigung hat, sagt nicht jedes Gefühl die Wahrheit. Wir haben Gedanken, sind aber nicht unsere Gedanken. Nicht jedem Gedanken muss gefolgt werden, nicht jeder Gedanke entspricht der Wahrheit. Daher muss unser Gefühl auch nicht unbedingt eine gute Einschätzung der aktuellen Situation abgeben.

Wir müssen nicht jedem Gefühl folgen. Nur weil wir Angst verspüren, heißt es nicht, dass wir diesem Gefühl glauben müssen. Auch wenn wir vor dem Sport unmotiviert sind, heißt es nicht, dass wir keinen Sport machen sollen. So auch bei der Angst. Wir müssen ein Angstgefühl nicht schon im Vorfeld vertreiben, um die Prüfung angehen zu können. Es darf da sein, wir nehmen es mit.

Nimm die kleine Angst an die Hand,
sag ihr, dass alles gut wird
und du für sie da bist.

Denn es wird der Moment kommen, in dem auch dieses Gefühl wieder verschwindet. Gefühle sind auf der Durchreise, kein Dauerzustand, nur eine Mitteilung der aktuellen Lageeinschätzung.

Du darfst Angst haben
und trotzdem starten.

Du darfst Angst haben und zugleich mutig sein. Du darfst Zweifel haben und trotzdem handeln. Du darfst dich sorgen und es zeitgleich versuchen.

Erst wenn ein Gefühl ausreichend gewürdigt worden ist, schwächt es sich ab. Das ist vergleichbar mit Liebeskummer. Die ersten Male tut es sehr weh, und es rollen zahlreiche Tränen. Doch mit jedem Mal wird es leichter und weniger intensiv. So ist es auch bei der Angst. Wenn wir uns unseren Ängsten stellen und immer weniger versuchen, sie zu vermeiden, dann wird es mit jedem Schritt, mit jedem Mal leichter.

Meistere deine Angst in 8 Schritten:

1. Gefühle da sein lassen → »Ich erlaube mir zu fühlen.«
2. Gefühl benennen und tief und langsam atmen → »Ich fühle (mich) ...« (z.B. unsicher).
3. Gefühle fühlen → »Ich darf (mich) unsicher fühlen. Das ist okay.«
4. Zuhören, Botschaft anhören → »Was möchte mir mein Gefühl sagen?«
5. Bedanken, würdigen, ernst nehmen → »Danke, liebes Gefühl, für deine Fürsorge. Danke für diese Mitteilung.«
6. Beschwichtigen, kümmern, versorgen → »Du sorgst dich so gut um mich. Ich habe dir zugehört und werde deine Bedenken in meine Entscheidung einfließen lassen. Mach dir nicht so viele Sorgen. Alles wird gut.«
7. Gefühl im Körper lokalisieren → »Wo fühle ich es?« Lege deine Hand auf die Körperstelle, und sende Liebe und Kraft dorthin.
8. Verabschieden, abfließen lassen → »Ich kann trotz der Angst die Prüfung bestehen. Ich kann mit meiner Angst die Prüfung meistern.« Es ist ein Gefühl, Gefühle kommen und gehen. Angst kommt und geht. Die Angst darf da sein, und zugleich kann sie auch wieder weniger werden. Stelle dir vor, wie die Angst abfließt, die Beine

hinunter in den Boden. Lasse das warme oder kalte Gefühl gedanklich schwerer werden und zu Boden sinken. Sage: »Ich lasse dich nun los.«

Probiere es gleich aus. Notiere hier nochmals die 8 Schritte, um sie noch besser zu verinnerlichen.

1. ______________________________

2. ______________________________

3. ______________________________

4. ______________________________

5. ______________________________

6. ______________________________

7. ______________________________

8. ______________________________

Übe den Umgang mit den Gefühlen schon vorab, denn in der herausfordernden Situation selbst ist es nicht leicht, neues Wissen anzuwenden. Es wird dir leichter fallen, wenn du dieses Vorgehen schon vorher öfter angewendet hast, um in der Situation spontan so reagieren zu können.

Akzeptiere dich und all deine Gefühle.

Alles, was da sein darf, was angenommen und akzeptiert wird, macht es leichter, da wir weniger Kraft und Anstrengung benötigen, all dies fernzuhalten oder zu vertreiben. Eine lustige Übung dazu kann sein, das Gefühl sogar noch mehr hervorzuholen und zu versuchen, es zu verstärken.

Wenn du Angst verspürst, versuche mal, diese Angst noch zu steigern. Versuche bewusst, einen Blackout zu haben und alles zu vergessen. Bemühe dich, noch mehr zu zittern oder zu schwitzen. Du wirst sehen, dass dies nicht möglich ist. Durch die Annahme des aktuellen Zustandes werden das Gefühl sowie die Körperempfindungen sogar weniger.

Auch wenn du weinst, versuche nicht, dies zu stoppen, sondern probiere, noch mehr Tränen zu vergießen. Versuche, so viel zu weinen, dass du ein Wasserglas füllen kannst. Genau dann wird es viel eher aufhören.

GEFÜHLSBAROMETER

Es gibt immer Anzeichen vor einer Panikattacke, einem Blackout, einem Weinkrampf. Je besser du dich und deinen Körper kennst, umso schneller werden dir diese Vorzeichen und Warnsignale auffallen. Bis zu einem gewissen Punkt kannst du eingreifen und es abwenden. Ab einer bestimmten Anzahl und Reihenfolge von Warnsignalen musst du da durch, es aushalten und abwarten.

Beobachte dich, und schreibe nieder, welche Anzeichen es gibt. Diese könnten sein: Schwitzen, zittern, Appetitlosigkeit, Schlafstörungen, verminderte Konzentrationsfähigkeit, schlechte Sicht, Gedankenkreisen, erhöhter Puls, Muskelanspannung, Kribbeln, schnelle Atmung, Kopfschmerzen, verminderte Empathie, Bauchschmerzen, Fußwippen, Trommeln mit den Fingern, aufgerissene Augen, großer Durst, angespannte Kiefer, vermehrtes Schlucken, Spielen mit Kette, Stift etc.

Finde 8–12 Warnsignale!

Ordne deine Symptome – wenn möglich in der Reihenfolge, wie sie stattfinden (du beobachtest).

Bei ca. 1–6 kannst du intervenieren. Ab ca. 7 Symptomen entscheide dich, es einfach laufen zu lassen und abzuwarten, bis die Panik- oder Angstattacke, das Weinen vorbei ist.

1. ______

2. ______

3. ______

4. ______

5. ______

6. ______

7. ______

8. ______________________________

9. ______________________________

10. ______________________________

11. ______________________________

12. ______________________________

ABLENKUNG

In der Situation selbst funktioniert oft nur noch Ablenkung. Hier sind vorgefertigte Gedankenmodelle und Fragetechniken oft weniger hilfreich. Es muss schnell, einfach und leicht gehen. Hier sind vor allem Atemtechniken empfehlenswert (s. S. 183, 215 / Luftballon, Atemübung, Staubsauger etc.) oder Körperübungen (s. S. 177, 179, 181, 208 / Gelassenheit an den Tag legen, Wärme, Zaubertrank, Schwingarm).

Außerdem kann man sich durch folgende Techniken ablenken:

- Song
- Fernblick
- Farb-Detektiv
- Buchstabensuche

Eine Technik, die gut hilft, um von den Symptomen und deren Verstärkung durch den konkreten Fokus darauf wegzukommen, ist z.B. Musik zu hören, um andere Gefühle in dir auszulösen. Auch nur den Songtext leise mitzusprechen oder gedanklich mitzusingen kann helfen, um die Angstgedanken für einen Moment zu vertreiben (s. auch S. 195 / Lieblingssong).

Auch ein Blick aus dem Fenster in die Ferne kann helfen. Versuche, den am weitesten entfernten Punkt zu finden und genau anzusehen, danach einen sehr nahe liegenden Punkt vor dir. Wiederhole das Spiel 3- bis 4-mal.

Beim Farb-Detektiv suchst du dir eine Farbe aus, wie z.B. Gelb. Danach suchst du den Raum nach gelben Gegenständen ab. Suche und finde so viele wie möglich, dadurch veränderst du deinen Fokus und dein Wahrnehmungsspektrum. Findest du nichts mehr in der gewählten Farbe, nimm die nächste: Rot, Grün, Blau, Schwarz, Weiß etc. Auch Dinge, die glitzern, rund oder viereckig sind, funktionieren gut.

Buchstabensuche gestaltet sich ähnlich wie der Farb-Detektiv und erfordert deine Aufmerksamkeit und Fokussierung, was uns sehr gut von der Angst ablenkt. Suche Gegenstände im Raum, die mit deinem Anfangsbuchstaben beginnen, z.B. T → Tisch, Tafel, Telefon, Tasse, Tasche, T-Shirt ...
L → Lampe, Laminat, Lineal, Lappen, Löffel, Loch im Socken ...
S → Stift, Schale, Schere, Spiegel, Spind, Schrank, Schuh ...

Auch hier kannst du dir jedes Mal einen anderen Buchstaben aussuchen und den Raum danach abscannen. Durch diese neue, herausfordernde Aufgabe für deinen Kopf kannst du dein gedankliches Angstspektakel nicht weiterverfolgen.

Weitere Ablenkungs-, Wahrnehmungs- und Achtsamkeitsübungen findest du in diesem und im nächsten Kapitel. Such dir jene aus, die dir persönlich gut gefallen und von denen du dir vorstellen kannst, dass sie zu dir passen.

Jeder ist anders und braucht etwas anderes -
das ist gut so!

Probiere zumindest alles aus, bevor du sagst, es funktioniert nicht. Dein Körper und Kopf brauchen Zeit, um die neue Strategie zu integrieren. Zuerst wird oftmals mehr die Verunsicherung und Verwirrung wahrgenommen, bevor der Effekt der Übung einsetzt.

»Mut ist nicht die Abwesenheit von Angst,
sondern die Erkenntnis,
dass etwas wichtiger ist als Angst.«
Ambrose Redmoon

VERGEBUNG

Dir und anderen Schuld zuzuweisen ist der Versuch, eine Ursache zu finden und es leichter nehmen zu können. Leider findet unser Kopf immer Gründe, ohne dass diese zwingend richtig sein müssen. Unser Gehirn sucht nach dem »Warum?«. Die Antworten, die gefunden werden, entsprechen oft nicht der Realität, kosten uns aber viel Energie und schüren Ablehnung - uns selbst und anderen gegenüber. Es ist selten zielführend, einen auslösenden Schuldfaktor auszuwählen, denn wir leben in einem System, das sich wechselseitig beeinflusst. Wenn du dich anders verhältst, wird sich auch dein Umfeld anders verhalten.

Vergib dir selbst - und allen anderen.

Ohne alle Gründe kennen zu müssen, reicht es aus zu wissen, dass es Gründe gegeben hat für dieses oder jenes Verhalten. Dadurch entsteht aber keine Schuld, sondern der Bewältigungsversuch von uns und anderen wird dadurch gewürdigt.

Menschen machen Fehler. Niemand ist perfekt. Auch wenn jeder Mensch im Grunde gut ist und einen heilen Kern hat, so hat viel zum jeweiligen Verhalten beigetragen. Auch wenn Menschen schlechte Entscheidungen treffen, sind sie noch immer keine schlechten Menschen.

Auch gute Menschen treffen schlechte Entscheidungen.

Die Schuldsuche bei sich und anderen vermindert die Akzeptanz von dem, was passiert ist. Das Akzeptieren vergangener Situationen sowie des eigenen und fremden Verhaltens ist wichtig, um leichter in die Zukunft starten zu können. Denn heute und morgen kann immer noch alles anders werden. Deine Vergangenheit bestimmt nicht deine Zukunft.

Wenn wir es besser gekonnt hätten, hätten wir es besser gemacht. Vergib dir selbst für all deine Fehler. Vergib den anderen, denn auch sie wussten es nicht besser.

Vergib dir vor allem selbst. So viele Leute laufen durchs Leben und entziehen sich Energie, indem sie sich selbst und andere andauernd verurteilen für Dinge, die sie falsch gemacht haben.

Sei du nicht einer von diesen! Sei gelassen, atme tief durch, finde deinen inneren Frieden und geh gelassen durchs Leben. Denn hey: Du lebst schließlich nur einmal, und jede Minute, die du damit verbringst, dich zu ärgern, zu verurteilen und zu kritisieren, ist eine verlorene Minute, die auch noch deine Lebenszeit verkürzt. Anstatt darauf hinzuweisen, wie unwissend, unfähig, inkonsequent, faul oder rechthaberisch jemand ist, sollten wir davon ausgehen, dass es dafür sicher gute Gründe gibt, ohne alle davon kennen zu müssen. Würdest du es gut finden, wenn andere derartig kritisch mit dir sind? Sei ein Vorbild und zeige den Menschen, wie schön es sein kann, angenommen zu werden, obwohl keiner von uns vollkommen ist.

Wenn das Etikett falsch angebracht worden ist, ein Arbeitsauftrag anders als erwartet erledigt worden ist, dann sollten wir die aktuelle Situation so hinnehmen und im Anschluss fragen: Wie kann es besser werden? Was braucht es, damit es in Zukunft besser wird? So sieht eine lösungsorientierte Frage aus, die nicht nach Schuld sucht, sondern eine zukünftige Verbesserung anstrebt. Hier haben wir Macht, denn die Zukunft können wir beeinflussen, die Vergangenheit nicht.

Schreibe nieder, welche Schuld du dir selbst gibst. Welche Lasten aus der Vergangenheit schleppst du mit dir herum? Wofür verurteilst du dich?

____

____

____

____

____

Schreibe dies auf Klopapier und spüle es die Toilette hinunter. Wenn du es auf einem Papier notierst, verbrenne es. Nimm dir ein Stückchen von der Last auf deinen Schultern.

Nun lege deine Hand auf deine Brust. Spüre, was dies mit dir macht. Was fühlst du?

Sprich nun laut zu dir und belasse die Hand auf deiner Brust, dem Zentrum deiner Gefühle. Sage: »Ich vergebe mir. Ich habe mir immer gewünscht, angenommen zu werden, wie ich bin. Ich entscheide mich heute, mich so zu behandeln, wie ich es mir von anderen gewünscht hätte: und zwar gut! Ich vergebe mir. Ich vergebe mir für all meine Fehler. Ich vergebe mir, dass ich mir mehr gewünscht hätte und nicht alles geschafft habe, was ich mir vorgenommen hatte. Das ist in Ordnung. Ich werde es weiter versuchen. Ich vergebe mir und meinem jüngeren Ich, dass wir es damals noch nicht besser konnten. Und zugleich bin ich heute nicht mehr mein früheres Ich. Ich bin größer, stärker, wissender und fähiger. Morgen kann die Welt anders aussehen. Ich kämpfe weiterhin für meine Träume und behandele mich ab morgen gut und würdige jeden Versuch, denn dieser erfordert Mut, Kraft und Stärke.«

Wie fühlen sich diese Zeilen an? Was macht dies mit dir?

Wir können die Vergangenheit nicht ändern, aber unsere Zukunft. Genieße das Leben, du hast nur eins davon!

»Wenn ich mein Leben noch einmal leben könnte, würde ich die gleichen Fehler machen. Aber ein bisschen früher, damit ich mehr davon habe.«

Marlene Dietrich

ANTEILE

Unsere Persönlichkeiten verfügen alle über ängstliche Anteile, zugleich aber auch über mutige und starke.

Es gibt Situationen, in denen wir uns stark fühlen und der Situation gewachsen sind. In anderen Momenten kann es sein, dass wir uns klein, unwissend und schwach fühlen. Nur weil wir die Erfahrung gemacht haben, in Prüfungssituationen ängstlich zu sein, heißt es nicht, dass wir ein ängstlicher Mensch sind. Manchmal sind wir das, manchmal sind wir aber auch mutig. Du musst dich nicht für eines davon entscheiden, denn du hast alle Facetten in dir.

Du kannst ordentlich und unordentlich zugleich sein. Je nach Wichtigkeit, Umgebung und Motivation kannst du dich entscheiden, wie ordentlich es sein soll. Und trotzdem heißt es nicht, dass du nur das eine sein kannst. Möglicherweise bist du sportlich und faul zugleich. Wir können nicht immer aktiv sein, und trotzdem heißt es nicht, wenn wir mal nichts tun und herumliegen, dass wir dadurch zu einer faulen Person werden.

Nur weil du Angst hast, heißt das nicht, dass du ein ängstlicher Mensch bist.

Wir sind beides, ohne dass sich dies widersprechen muss. Jedoch übernimmt ein Anteil die Führung, er spricht lauter, bestimmter und übertönt die Argumente des anderen. Wenn du deine Anteile als inneres Team betrachtest, die sich gegenseitig nicht ausschließen, kann dies dabei helfen, übermäßige Nervosität zu vermeiden.

Bestimmt gibt es Situationen, in denen du dich stark fühlst. Welche sind das? Beim Klavierspielen, beim Spieleabend mit der Familie, beim Sport, beim Einkaufen, Kochen oder Computerspiel, beim Spielen mit der kleinen Schwester, bei der Arbeit? Wann, wo und bei wem fühlst du dich sicher in deinem Tun?

___

___

___

In welchen Momenten oder Umgebungen zeigst du vermehrt Unsicherheit?

___

___

___

Was ist in diesen Situationen genau anders?

Worauf fokussierst du dich? Wo bist du in Gedanken? Wie viel der Aufmerksamkeit bekommst du und wie viel die anderen oder die Umgebung?

Wie siehst du dich selbst in diesen Momenten? Wie würdest du dich hier selbst beschreiben?

Wie sieht hier dein Verhalten aus? Was machst du hier anders?

Schön, dass wir nun erkannt haben, dass du beides sein kannst! Je nach Situation und Umfeld kannst du mehrere Seiten von dir zeigen. Gut, dass du weißt, wie es sich anfühlt, Herr der Situation zu sein. Denn obwohl du auch hin und wieder unsicher und nervös bist, bist du viel mehr als das! Du weißt, wie es sich anfühlen kann, stark und überlegen zu sein! Lass uns versuchen, deine Stärke und deinen Mut von anderen Situationen nun auch in weniger einfache Situationen zu übertragen.

Visualisiere dein inneres Team!

Wie könnte dein starker Anteil aussehen? Überlege, wie es sich in Situationen anfühlt, in denen du dich stark fühlst. Wie könnte man dein Gefühl und Verhalten mit einem Bild beschreiben? Ist dies ein*e Krieger*in, ein Löwe, ein Riese, ein Fuchs, ein*e Zauber*in, ein*e Superheld*in? Beschreibe das Aussehen!

Welche Eigenschaften und Fähigkeiten hat dein starker, selbstbewusster Anteil?

___

___

Wann zeigt sich dieser besonders? Wann fühlst du dich stark, in deiner Mitte und wohl?

___

___

Was sagt dein mutiger, starker und gelassener Anteil zu dir?

___

___

___

Wie sieht dein mutloser, ängstlicher und sensibler Anteil aus? Fühlt es sich an, als wärst du in der Zeit zurückversetzt und ein 5-jähriges Kind? Ist es eine kleine Fee, ein Kuschelbär, ein Zwerg, ein Hase, eine Schildkröte oder ein Koala? Verwandle deinen inneren Anteil in ein Tier oder Wesen.

Wie sieht es aus? Welche Eigenschaften und Fähigkeiten hat dieser Anteil?

Was sagt dein eingeschüchterter Anteil?

Wann zeigt sich dieser besonders?

Was braucht dein ängstlicher Anteil in diesen Momenten?

Was ist an diesem Anteil besonders liebenswert?

Was hat dir dieser Anteil schon alles ermöglicht und Gutes in dein Leben als auch in das von anderen gebracht?

Zeichne nun beide Anteile nebeneinander!

Schließe die Augen und lasse die zwei diskutieren! Höre beiden zu! Alle zwei haben gute Argumente und Gründe für ihr Verhalten und ihre Denkweise. Zugleich wird einer die Führung übernehmen und bestimmen, welchem Denk- und Verhaltensratschlag wir folgen sollen.

Du bist nicht deine Gedanken und Gefühle - du bist derjenige, der diese wahrnimmt. Du entscheidest immer noch, auf welche inneren Anteile du hörst. Beobachte von außen, wie die zwei miteinander diskutieren. Du darfst zwischen den beiden vermitteln und für innere und äußere Harmonie sorgen. Denn beide haben gute Gründe. Mit Sicherheit kann ein Kompromiss gefunden werden, und beide bekommen den Platz, der ihnen zusteht.

Was empfiehlt dein ängstlicher Anteil, bei Überforderung zu tun?

____

____

Was empfiehlt dein starker Anteil, bei Überforderung zu tun?

____

____

Was wäre das Beste für beide?

____

____

Hole deinen mutigen Anteil hervor! Wie kann dieser dem ängstlichen Anteil helfen? Was kann er sagen oder tun, um ihn zu unterstützen?

____

____

____

Nun stelle dir vor, wie du und dein starker Anteil gedanklich deinen ängstlichen Anteil an die Hand nehmen. Umarme diesen Teil von dir, rede ihm gut zu, würdige seine Gefühle und versichere ihm, dass er nicht allein ist, dass du für ihn da bist und ihr dies gemeinsam bewältigen werdet. Dein starker Anteil kann deinen eingeschüchterten auch tragen oder auf die Schulter nehmen, da er genug Kraft hat, um euch beide ans Ziel zu bringen.

Eine Kette ist nur so stark
wie das schwächste Glied.

Wie fühlt sich dein eingeschüchterter Anteil, wenn du ihn umarmst und bei ihm bist?

Nun gib deinem sorgenvollen Anteil eine Decke, ein Kuscheltier, ein warmes Getränk, einen Snack, Kopfhörer mit guter Musik oder ein Spiel, das er gerne mag. Versorge deinen inneren Anteil, und du wirst sehen, dass es dir auch besser geht.

Was würde deinem ängstlichen Anteil guttun? Wie verändert sich seine Gefühlslage, wenn du dich um ihn sorgst?

Nun gib diesem Persönlichkeitsanteil einen guten Platz. Dieser kann überall sein! In deinem Zimmer, im Bett, in der Hängematte, im Zoo, bei seinen Freunden oder Familie, auf einer sonnigen Insel, wo auch immer es deinem schutzbedürftigen Teil gefällt! Sag ihm, dass du ihn später wieder abholen wirst, nach der Prüfung.

Wo würde es deinem sensiblen, sorgenvollen Teil gut gehen?

Nimm deinen mutigen Anteil nun an deine Seite. Besprecht euer Vorhaben und wie er dich unterstützen kann. Höre ihm zu, er hat schon so viel mit dir gemeistert und kennt all deine Stärken und Fähigkeiten, die ihr gemeinsam einsetzen könnt. Gib ihm einen guten Platz an deiner Seite. Er kann auf deiner Schulter sitzen, in deiner Hosentasche, hinter dir stehen oder an deiner Seite. Auch neben dem Prüfer kannst du ihn klein oder lebensgroß platzieren. Immer wenn es schwierig wird, hole ihn hervor.

Übe dich in Selbstfürsorge, Verständnis und Einfühlungsvermögen.

Wie unterstützt dich dein mutiger Anteil? Wo kannst du ihn bei der Prüfung platzieren?

Nach der Prüfung könnt ihr gemeinsam besprechen, wie es war. Holt den ängstlichen Anteil ab, fragt, wie es ihm ergangen ist, und integriert ihn wieder in euer Team. Alle Anteile sind wichtig. Alle haben ihren Platz verdient, und trotzdem müssen wir nicht immer alle Anteile ganz nah bei uns tragen.

»Hoffnung und Furcht sind unzertrennlich, und es gibt keine Furcht ohne Hoffnung und keine Hoffnung ohne Furcht.«
François de La Rochefoucauld

ANGSTSCHALTER

Wie bei einem Gruselfilm, der dir einfach zu viel wird, kannst du auch diesen Gedankenfilm beenden, indem du wie auf der Taste der Fernbedienung auf »Aus« drückst. Stell dir vor, dass der Angstfilm einfach ausgeschaltet wird. Diese Übung kannst du auch mit einer Körperbewegung intensivieren. Drücke mit dem Finger seitlich auf deine Schulter, und sage dir: »Ich stelle jetzt den Angstfilm aus.« Drücke »off« und stelle dir vor, wie der Fernseher schwarz wird oder das Licht in einem Raum verschwindet und unmittelbar Ruhe einkehrt. Der Angstschalter kann auch mitten auf deiner Stirn sitzen, in deiner Handfläche oder beim kleinen Zeh sein - probiere es aus!

(Du darfst auch öfter drücken - manchmal, wenn die Batterien schwächer werden, muss man auf der Fernbedienung auch mal öfter oder fester drücken, bis es funktioniert ☺.)

Wo befindet sich dein Angstschalter?

____

____

Was soll dieser Knopf bewirken? Wie fühlt es sich an, wenn er funktioniert?

____

____

Male mit einem Stift einen Schalter auf. Drücke ihn. Was verändert das Drücken?

____

____

VORSTELLUNGSKRAFT

Da der Prüfer über die Note entscheidet, verfügt er über Macht, was uns uns ganz natürlich klein fühlen lässt. Wenn wir uns bewusst machen, dass er nicht der »Mächtige« ist, sondern ein ganz normaler Mensch, lässt uns das gefühlt auf Augenhöhe agieren. Um uns auf Augenhöhe zu befördern, können Vorstellungsbilder helfen.

Lehrer, Abteilungsleiter, Manager, Bürgermeister und ähnliche Machtpositionen sind nur in dieser einen Funktion wirklich mächtig. Sie sind genauso Kinder von jemandem, Väter oder Mütter, Schwester, Bruder, Onkel, Tante etc. Sie alle waren auch mal Kinder und konnten nicht laufen, sprechen oder allein essen. Auch ihnen musste die Windel gewechselt werden. Auch sie blitzten bei ihrem Schwarm mal ab und hatten Liebeskummer. Auch diese Personen haben Unsicherheiten, ob dies in der Küche ist, beim Sport, in der Familie, in der Beziehung oder beim Aussehen. Wir alle haben unser Päckchen zu tragen.

Stelle dir z.B. vor, dass der/die Prüfer*in auch täglich auf der Toilette sitzt, wie er/sie von seiner Frau/ihrem Mann getadelt wird, weil die Teller nicht richtig abgewaschen sind. Wir alle haben uns schon mal bekleckert oder sind unfreiwillig mit Lebensmittelresten in den Zähnen herumgelaufen. Lässt das die Personen, die einen beurteilen, nicht gleich viel menschlicher wirken? Stell dir vor, wie die Menschen vor dir einen großen Fleck Tomatensoße auf dem Hemd haben, mit schokoladenverschmiertem Mund sprechen oder Mohnkörner zwischen den Zähnen haben.

Vielleicht findest du die Vorstellung schöner, dein Gegenüber in ein Kostüm zu stecken. Möglicherweise würden eine Augenklappe, ein Papagei auf der Schulter sowie ein passendes Piraten-Outfit gut aussehen. Auch ein wunderschönes glitzerndes Prinzessinnenkleid mit Zauberstab könnte dem ein oder anderen Prüfer gut stehen. Ich finde auch, dass die Vorstellung von einer Person mit verschmiertem Lippenstift und Lidschatten ein lustiges Bild abgibt.

Vielleicht hat sich die Person vor dir auch schon mal als Biene Maja, Schlumpf oder Rotkäppchen verkleidet. Stelle dir vor, wie das aussehen könnte!

Die beliebteste und am weitesten verbreitete Vorstellungsübung ist wohl, sich das Publikum bei Präsentationen oder Wettbewerben (aber auch bei Prüfungen) in Unterwäsche vorzustellen. »Stelle dir den Prüfer einfach nackt vor!«, riet mir meine Oma, wenn ich schon Tage vor einer Prüfung nervös war. Auch das hat gut geklappt und mir geholfen.

Wie mächtig und Furcht einflößend fühlt sich nun der/die Prüfer*in für dich an?

Welche Vorstellung gefällt dir besonders gut und ist hilfreich beim nächsten Kontakt? Beschreibe konkret, was du dir vorstellen möchtest!

»Angst ist der Gedanke an zugegebene Minderwertigkeit.«
Elbert Hubbard

GELASSENHEIT AN DEN TAG LEGEN

Kennst du den Spruch: »Du hast eine rosarote Brille auf!«? Wenn wir verliebt sind, sind wir nicht objektiv, Liebe verschleiert die Sicht und lässt uns so manches übersehen.

Die eigene Fokussierung verändert die Wahrnehmung. So kannst du dich darauf fokussieren, entweder Spaß zu haben oder keine Fehler zu machen. Je nachdem, wird das Ergebnis wie das Erlebnis ein anderes sein. Wenn du dich darauf konzentrierst, einen guten Eindruck bei einer Person zu machen, wird es eine andere Erfahrung sein, als wenn du deine Aufmerksamkeit darauf gerichtet hast, so viel wie möglich über die Person zu erfahren. Die innere Einstellung und Zielsetzung sowie die Schlussfolgerung daraus tragen maßgeblich dazu bei, was wir wahrnehmen und wie wir die Situation erleben.

Statt der rosaroten Brille verwenden wir für eine gelassenere Haltung eine Gelassenheitsbrille. Stell dir vor, wie du die Brille aufsetzt und durch deren Gläser alles mit Gelassenheit und Leichtigkeit betrachtest. Auch bei der Arbeit, bei Präsentationen, Konflikten oder beim Lernen kannst du bewusst eine Gelassenheitsbrille aufsetzen oder gar einen Gelassenheitshut, wenn dir diese Vorstellung besser gefällt, um die ruhige und entspannte Sichtweise zu erfahren.

Eigne dir eine entspannte Haltung an, indem du ein für dich passendes Symbol verwendest, das es dir erleichtert, Gelassenheit einzunehmen.

Was möchtest du dir vorstellen, um dir die Gelassenheit »aufsetzen« zu können? Beschreibe es!

Wie sieht es aus? Beschreibe und/oder zeichne es detailliert! Du kannst auch eine Collage am Computer oder Mobiltelefon machen – du wirst kaum umhinkönnen zu lachen, und das Bild wird sich besonders gut einprägen. ☺

Setze dir gedanklich eine Gelassenheitsbrille oder einen Gelassenheitshut auf und sieh, wie sich die Situation verändert, wenn du mit dieser innerlichen Haltung agierst.

»Die Angst hat keine besondere Macht,
es sei denn, du ermächtigst sie,
indem du dich ihr unterwirfst.«
Les Brown

WÄRME

An manchen Tagen kuscheln wir mit einer Decke oder einem Polster, um uns aufzuwärmen und Sorgen, Einsamkeit oder Traurigkeit zu vertreiben.

Wärme wird mit Geborgenheit assoziiert.

Manchmal fühlt sich eine warme Decke ähnlich an wie eine liebevolle Umarmung. Geborgenheit und Wohlbefinden werden oft mit Wärme assoziiert. Somit kann im Umkehrschluss auch Wohlbefinden durch eine warme Umgebung hervorgerufen werden. Sorge dafür, dass du in der Prüfungssituation ausreichend aufgewärmt bist.

Äußeres Wohlbefinden sorgt für
inneres Wohlergehen.

Wärme dich innerlich auf, indem du eine Tasse Tee trinkst, die Füße in Thermosocken packst, dir eine Wärmflasche machst, dir zuvor ein warmes Bad einlässt oder dich in eine dicke Decke kuschelst. Kuschle mit deinem Partner oder deinen Haustieren und sorge für einen Anstieg der Raum- und Körpertemperatur. Auch ein Besuch im Solarium oder ein paar Minuten auf der Parkbank in der Sonne sitzen kann helfen, um sich innerlich und äußerlich aufzuwärmen. Auch Waschbecken findest du in jedem Gebäude, um warmes fließendes Wasser zu nutzen, um deine Hände aufzuwärmen. Eine Sporteinheit vor einer herausfordernden Situation lässt nicht nur die Körpertemperatur steigen, sondern sorgt auch für den Abbau von Stress sowie das Ausschütten von Glückshormonen.

In herausfordernden Zeiten heißt es,
sich gut zu versorgen, sich warm zu halten
und ganz da zu sein.

Bei heißen Sommertemperaturen mache es umgekehrt und kühle dich äußerlich durch einen Ventilator, eine kalte Dusche, eine kühlende Gesichts- oder Handwäsche, oder erfrische dich in einem kühlen Treppenhaus, mit Eiswürfeln oder einem Eis.

Welche Möglichkeiten zum »Wärmen« fallen dir ein, die du heute nutzen kannst?

Wie hat sich die gesteigerte Körpertemperatur auf dein Wohlbefinden ausgewirkt?

ZAUBERTRANK

Stell dir vor, dass du einen Zaubertrank in deinen Händen hältst. Dieses magische Getränk wird dich mit jedem Tropfen mehr entspannen.

Trinke einen Schluck Entspannung!

Denke dir, dass dich dieser besondere Saft wie ein Zaubertrank mit jedem Schluck Entspannung und Gelassenheit trinken lässt.

Bei Asterix und Obelix hat das bereits hervorragend funktioniert, und auch bei Harry Potter haben Zaubertränke erfolgreich ihre Wirkung gezeigt. Probiere es aus und staune über das Ergebnis!

Suche dir eine besondere Tasse, Flasche, ein Glas oder auch einen bestimmten Saft oder ein bestimmtes Getränk, das dir von nun an als entspannender Zaubertrank dient. Immer wenn du eine Portion Leichtigkeit und Entschleunigung benötigst, brauchst du nur einen Schluck davon zu nehmen.

Diese wirkungsvolle Vorstellungsübung erleichtert dir den Zugang zu deiner inneren Kraft und mentalen Stärke.

Wenn dir ein Zaubertrank lieber ist, der dich schlau oder selbstbewusst macht, ist auch dies möglich! Selbst wenn es zum überwiegenden Teil der Placebo-Effekt ist, der wirkt, kann schon allein diese Vorstellung ausreichen, um wahrhaftig eine Veränderung wahrzunehmen.

Was soll in deinem persönlichen Zaubertrank sein? Ein Mix aus Gelassenheit, Mut und Intelligenz? Selbstvertrauen und Entspannung? Leichtigkeit? Du kannst ein oder mehrere Zutaten in deinen persönlichen Cocktail mischen. Notiere deine Zutaten und nimm für die einzelnen Bestandteile verschiedene Farben!

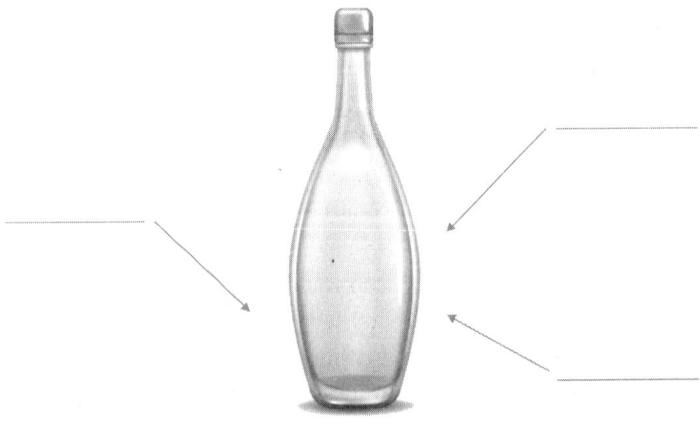

Vor allem ist diese Übung leicht umzusetzen, lustig sowie eine zusätzliche Ressource, die dir genau in den wichtigen Situationen helfen kann.

»Angst ist der Gegenwind auf deinem Weg,
Mut und Entschlossenheit der Rückenwind.«
Peter E. Schumacher

LUFTBALLON

Innere Bilder sind ein Supertool, um rasch auf die Gefühlsebene zu kommen und um das zu erarbeiten oder auch zu ergänzen, was der Verstand allein nicht vollbringen mag.

Bilder beeinflussen unmittelbar
unsere Gefühlswelt.

Bilder lösen Gefühle aus. Vor allem emotionale Blockaden oder impulsive Handlungen, die ein intensives Gefühl als Auslösereiz haben, können sehr gut mit Bildern bearbeitet werden.

Suche dir ein Symbol oder Objekt aus, das dich entspannt oder dir ein gutes Gefühl gibt. Für mich sind das Seifenblasen oder ein bunter Partyhut, den ich mir oder anderen aufsetze. Für einen Freund von mir ist es ein gelber Luftballon, den er sich vorstellt, wenn er gelassener sein möchte. Eine Klientin arbeitet gerne mit Glitzer, den sie über Menschen und Situationen streut, um ihre Gefühlslage zu verändern. Ein junger Mann verwendet gerne Matchbox-Autos, ein weiterer einen Plüsch-Dino, der schlagartig eine positive Assoziation bewirkt und somit für gute Stimmung sorgt.

Nun stell dir vor, wie du bei der nächsten Prüfung diesen Gegenstand unmittelbar dabeihast. Dieser kann am Tisch bei dir sein, in deiner Hand, auf dem Prüfungsbogen oder vorne bei der Tafel. Bei Präsentationen oder Konfliktgesprächen kann diese Imagination ausreichen, um die Situation gefühlsmäßig schlagartig zu verändern.

Wenn du gestresst oder überfordert bist, stelle dir dieses Symbol vor. Die Seifenblasen, der Luftballon oder vielleicht auch ein Hase, eine Wolke oder eine Sonne schwebt/schweben vor oder neben dir im Raum.

Welches Symbol löst bei dir ein angenehmes Gefühl aus?

____

____

____

In welchen Situationen möchtest du es hervorholen? Wo platzierst du es? Wie verändert es die Situation?

____

____

____

WARUM

Ängste erzeugen körperliche Anspannung, Stress und zahlreiche Krankheiten, sowohl psychisch als auch physisch. Stress hat negative Folgen für Körper und Geist. Uns ist oftmals gar nicht bewusst, wie schädlich Stress ist und wie wichtig Entspannung, Ruhephasen und Pausen für unsere Gesundheit sind. Viel von diesem Stress entsteht aufgrund innerer Haltungen, hohen Ansprüchen sowie den eigenen kritischen Stimmen.

Nicht nur Verspannungen, sondern auch Kopfschmerzen, Verdauungsprobleme, Magenschmerzen, Hautprobleme, Tinnitus oder sogar ein Hörsturz, Diabetes, Durchblutungsstörungen können durch Stress verursacht werden. Dies sind nur ein paar Beispiele dafür, was ein dauerhaft hohes Anspannungsniveau in deinem Körper auslösen kann.

Recherchiere! Was sind negative Folgen von zu viel Stress?

Finde 10 Gründe, warum du dich ab heute weniger unter Druck setzen und dein Anspannungs- und Stressniveau senken möchtest! Mache dein Wohlbefinden und Freude zu einer Priorität in deinem Leben!

Wie kannst du das erreichen? Nenne mindestens 8 hilfreiche Denk- oder Verhaltensweisen!

Aus welchen Gründen hast du dich dafür entschieden?

Würdest du heute diese Entscheidung wieder treffen?

Warum ist dir dieses Ziel so wichtig?

Welche Bedürfnisse werden damit befriedigt?

Was bedeutet Erfolg für dich?

Was treibt dich an?

Was willst du in deinem Leben erreichen?

Wo möchtest du in 5 Jahren stehen?

Wie fühlst du dich dann?

____

____

Was kannst du heute schon tun, um dich so zu fühlen?

____

____

»Wer sein ›Warum‹ kennt, erträgt jedes ›Wie‹.«
Viktor Frankl

ERFOLGSJOURNAL

Wenn wir uns stark fühlen, kann uns Stress weniger anhaben. Nach Erfolgen schmerzen Missgeschicke oder Fehler um einiges weniger. Daher ist ein möglicher Ansatz, die eigene Wirksamkeit sowie positive Erlebnisse in den Fokus zu rücken.

Notiere jeden Tag deine Erfolge! Frage dich bewusst:

»Was habe ich heute gut gemacht?«
»Was ist mir besonders gut gelungen?«
»Worauf bin ich heute stolz?«

So stärkst du dein Selbstwertgefühl, dein Selbstvertrauen und deine Selbstsicherheit. Zusätzlich erhöhst du damit deine Belastbarkeit, Ausdauer und Eigenmotivationsfähigkeit.

Durch das Stellen dieser Erfolgsfragen wird deine Aufmerksamkeit auf all das Gute gelenkt, das dein Einsatz und Ehrgeiz jeden Tag zum Vorschein bringen. Außerdem wird dein Gehirn darauf trainiert, mehr darauf zu achten, was gut läuft, weniger auf das, was nicht so gut läuft. Tag für Tag erkennst du deine wunderbaren Eigenschaften, siehst und spürst du den Fortschritt und stärkst dich in deiner Persönlichkeit.

»Was habe ich heute gut gemacht?«

»Was ist mir besonders gut gelungen?«

»Worauf bin ich heute stolz?«

Wie viel Erfolg brauchst du ganz persönlich? Wie kann dies aussehen?

Welche 3 Stärken sind kennzeichnend für dich?

Kannst du 5 weitere Stärken nennen?

Wann hast du gemerkt, dass du diese Stärken hast?

Wer hat dich auf deine Stärken aufmerksam gemacht?

In welchen Situationen helfen dir diese Stärken?

Welche Stärken hättest du noch gerne?

Welche Stärken hast du in den letzten Jahren ausgebaut?

Wie helfen dir deine Stärken in Krisensituationen weiter?

»Angst ist eine Dunkelkammer,
in der sich Negative entwickeln.«
Usman B. Asif

DANKE SCHÖN

Es fällt uns leichter, zu sehen, was uns stört und was wir nicht haben. Zu selten sehen und sprechen wir darüber, was wir haben, was bereits gut läuft und wofür wir dankbar sind.

Dankbarkeit ist der einfachste Weg,
um glücklich zu werden.

Oft nehmen wir Dinge als selbstverständlich hin, obwohl diese nicht selbstverständlich sind. So schätzen wir erst unsere gesunden Füße, wenn wir uns ein Bein gebrochen haben oder Schmerzen verspüren. Den immer da gewesenen Teppich schätzen wir erst wieder, wenn er ruiniert ist und entsorgt werden muss. Dass unser Mobiltelefon einwandfrei funktioniert, schätzen wir erst, wenn es nicht mehr wie gewohnt einsatzfähig ist. Erst nachdem die unbeliebte Kollegin gekündigt hat, schätzen wir sie für die zuvor abgenommene Arbeit. Das Ladekabel, welches so unbedeutend war, wird plötzlich wichtig und unglaublich wertvoll, wenn es defekt ist. Das Schulheft, dem wir wenig Aufmerksamkeit und Liebe geschenkt haben, wird augenblicklich wichtig, wenn eine Schularbeit ansteht. Dass wir schmerzfrei durchs Leben gehen, schätzen wir oft erst, wenn wir Kopfschmerzen haben, der Bauch wehtut oder wir mit einer Grippe im Bett liegen.

So vieles läuft gut in unserem Leben, ohne dass wir dies bewusst bemerken oder uns dafür bedanken.

Notiere 16 Dinge, für die du dankbar bist!

1.

2.

3.

4.

5.

6.

7.

8.

9.

10.

11.

12.

13.

14.

15.

16.

»Zu viele Menschen denken an Sicherheit statt an Chancen. Sie scheinen mehr Angst vor dem Leben als vor dem Tod zu haben.«

James F. Byrnes

LIEBLINGSSONG

Musik inspiriert, motiviert, entspannt, aktiviert und beruhigt. Songs helfen uns, Gefühle intensiver zu spüren, und ermöglichen es uns, einen besseren Zugang zu unseren Emotionen zu finden.

Je nachdem, wie stark du auf Musik reagierst, kannst du bestimmte Lieder nutzen, um ein gewünschtes Gefühl in dir hervorzurufen.

Wenn du ein Gefühl von Freude spüren möchtest, suche dir einen deiner Lieblings-Happy-Songs heraus. Möchtest du Entspannung und Gelassenheit fühlen, suche auch hierfür ein passendes Lied.

Höre dir das Musikstück am Morgen mehrmals hintereinander an - beim Frühstück oder auf dem Weg zur Schule/Arbeit. Hole das Lied samt den damit verbundenen Emotionen hervor und beeinflusse dich und deine Stimmung positiv. Versuche, das Lied gedanklich während der Arbeitszeit hervorzuholen. Möglicherweise möchtest du auch mitsummen oder den Kopf, die Arme, Hüfte oder Beine dazu bewegen.

Welches Lied löst in dir eine hilfreiche Emotion aus?

____

____

____

Höre es dir an. Wie fühlst du dich dabei?

____

____

Wasser fließt. So können auch Emotionen durch dich hindurchfließen.

Stelle dir vor, wie du in einem Fluss liegst und das Wasser um dich herum alles mitnimmt, was dich belastet. Alle Probleme, Sorgen und negativen Gedanken werden davongespült.

Diese Vorstellung ist auch beim Duschen sehr hilfreich. Wir waschen sozusagen alles Belastende ab und lassen es davonziehen. Stelle dir vor, wie Wasser über deinen Körper fließt. In deinen Gedanken wird alles Schwere von deinem Körper gespült und darf in den Boden fließen.

Wenn du Angst verspürst und diese sich möglicherweise sehr kalt anfühlt und eine dunkle Farbe hat, stelle dir vor, wie diese dunkle Kälte an deinem Körper hinab in den Boden gleitet und im Boden verschwindet.

Nimm das Gefühl wahr, lasse es aber nicht zu deiner Person gehören. Du bemerkst das Gefühl lediglich, bist aber nicht das Gefühl.

Daher lasse alles an ungewünschten Emotionen, egal, ob die feurig rote kribbelnde Wut oder die dunkle einnehmende Angst, an dir herabfließen. Atme dabei tief durch und stelle es dir so lange vor, wie es dir nützt und guttut, um das Gefühl ein wenig erträglicher zu machen.

Wie könnte die Prüfungsangst aussehen? Ist das, was dich umgibt und einengt, flüssig, nebelig, steinig, oder fühlt es sich wie ein Tuch an? Welche Farbe hat es? Kribbelt es, zieht es, engt es ein? Ist es schwer oder leicht?

Lasse nun die harte Steinmauer zu kleinen Kieseln zerfallen und auf den Boden rieseln. Lasse die rauchig graue Nebelschwade zu Boden gleiten oder die dicke Flüssigkeit durch die Schwerkraft an deinem Körper abfließen. Stelle es dir vor. Wie fühlt es sich an? Verändert sich deine Gefühlslage dabei?

»Ich habe gelernt, dass Mut nicht die Abwesenheit von Furcht ist, sondern der Triumph darüber. Der mutige Mann ist keiner, der keine Angst hat, sondern der, der die Furcht besiegt.«
Nelson Mandela

TOY STORY

In dem beliebten Kinderfilm Toy Story beginnen Spielzeuge, lebendig zu werden und zu sprechen. Da die Toy-Story-Animationsfilme als Unterhaltung gedacht sind und absurde und doch auch sehr nachvollziehbare Fantasien beinhalten, können wir diese charmanten und lustigen Ideen auch für das reale Leben nutzen, um etwas mehr Humor in den stressigen Alltag zu bekommen.

Sieh dich um und suche dir einen Gegenstand. Lasse diesen gedanklich lebendig werden und sprechen! Welchen Charakter würde dieser Gegenstand haben? Welche Eigenschaften könnte er haben? Was würde er sagen? Über was würde er sich aufregen? Was mag er am liebsten? Wie würde die Stimme klingen?

Wenn du vor einer Gruppe singen musst, überlege dir, was das Mikrofon jetzt denken würde. Sitzt du in der Schule vorm Prüfungsblatt, überlege, was der Radiergummi, die Federschachtel oder der Bart des Prüfers sagen und denken könnten. Das Hineinversetzen in Gegenstände ermöglicht neue Perspektiven, lenkt von den eigenen Emotionen ab und verschafft auf eine humorvolle Art und Weise Leichtigkeit.

Frage auch gerne die Gegenstände nach Tipps und Tricks. Auch nach den passenden Antworten kannst du fragen, und möglicherweise gibt es sogar eine Antwort, weil wir dadurch einen besseren Zugang zu unserem Unterbewusstsein haben.

Welche Gegenstände könntest du zum Leben erwecken?

___

___

Suche dir einen Gegenstand aus und beschreibe dessen Charakter, Stimme und Denkweise.

___

___

___

Was war besonders lustig?

Lachen verlängert bekanntermaßen das Leben. Beim Lachen entspannen wir uns und nutzen Humor zur Bewältigung unserer Herausforderungen.

»Lachen ist Gift für die Angst.«
George R. R. Martin

SELBSTSCHUTZ

Wir alle haben ein natürliches Schutzbedürfnis. Wir wollen Schmerzen vermeiden und uns, so gut es geht, vor negativen Gefühlen schützen. Daher vermeiden wir gern Fehler und auch den ein oder anderen Konflikt. Perfektionismus, »Ja-Sagen« sowie Selbstzweifel sind stets ein Schutz vor möglicher Ablehnung oder Abweisung.

Jegliches Verhalten dient der Schmerzvermeidung.

Menschen haben ein natürliches Schutzbedürfnis. Wir dürfen und sollen uns schützen. Jedoch müssen wir uns bewusst machen, was der Preis für diesen Selbstschutz ist. Was kostet es mich, in der Komfortzone zu bleiben? Bin ich bereit, diesen Preis zu zahlen? Wie oft habe ich bereits dafür bezahlt, um Leid zu vermeiden und keine unangenehmen Emotionen fühlen zu müssen?

Gefühle sind aushaltbar.

Oftmals geht es nur darum, Gefühle da sein zu lassen, auszuhalten und abzuwarten, bis diese wieder davonziehen. Du bist stark genug, um den Umgang mit deinen Gefühlen zu lernen. Wenn du heute übst, diese Emotionen zu fühlen und zu ertragen, bist du weniger damit beschäftigt, sie vertreiben zu wollen. Du wirst immer weniger das Bedürfnis haben, bestimmte Emotionen wie Angst, Wut, Trauer oder Scham vertreiben, ausblenden oder vermeiden zu müssen. Und das ist wahrhaftige Freiheit.

Um auf der Gefühlsebene leichter mit möglichem Schmerz (Kritik, Ablehnung, Fehler, Scham etc.) umgehen zu können, hilft es, sich ein Schutzbild zu erschaffen. Kreiere dir deinen persönlichen Schutzschild, der dir dabei hilft, Sicherheit zu fühlen, vermehrt Unangenehmes abprallen zu lassen und vieles nicht allzu persönlich zu nehmen.

Dein gedanklicher Schutz kann ein Schild sein, eine Ritterrüstung oder ein großer transparenter Ball um dich herum, an dem alles Negative abprallt, eine Glasscheibe, die dich abtrennt und schützt, ein Vorhang, der sich vor dir schließt, wenn du eine Pause brauchst, ein Turm, der dir Überblick verschafft und dir eine distanzierte Sichtweise ermöglicht, aber auch ein Schutzmantel, der stark genug ist, jegliche Gefahr abzuhalten. Dein inneres Schutzbild kann auch ein Zaun, eine Mauer, Tür oder jegliches andere Gedankenbild sein, das dir dabei hilft, bei dir zu sein, und dein Schutzbedürfnis befriedigen kann.

Stelle dir vor, wie sich dir gegenüber jemand kritisch äußert. Diese Kritik kannst du dir als Ball denken, gegen den du deinen Schutzschild zückst und ihn abprallen lässt. Bemerkst du, wie dieses Bild dir augenblicklich hilft, deine Gefühlslage zu verbessern?

Wie kann dein gedankliches Schutzbild aussehen?
Beschreibe und male es!

In welchen Situationen kannst du das Schutzbild verwenden?

Wann möchtest du dieses heute nutzen?

Wie kann sich das Gefühl von Schutz und Sicherheit auf dein Verhalten auswirken? Was würde es verändern, wenn du dich sicher, geborgen und immer richtig fühlen würdest?

»Auch der stärkste Mann schaut einmal unters Bett.«
Erich Kästner

CHEERLEADER

Kennst du die Einladungen zu Geburtstagsfeiern oder Hochzeiten? Hier wird oft angegeben, dass man mit Begleitung kommen kann. Dafür verwendet man die Phrase »+1«.

Wer ist dein Plus 1?

Nimmst du unter-/unbewusst immer deinen inneren Kritiker mit zur Arbeit? Einen Antreiber mit Peitsche? Deine kritische Mutter oder die fortwährend strenge Lehrerin aus Kindheitstagen? Wie wäre es, wenn dein Plus 1, das dich den ganzen Tag begleitet, ein Freund wäre? Wie würde es sich anfühlen, wenn dein ständiger Begleiter nicht kritisch, fordernd und streng wäre, sondern freundlich, verständnisvoll und wertschätzend? Was wäre, wenn ein Cheerleader an deiner Seite wäre, der dich anfeuern, ermutigen und dir gut zureden würde?

Du entscheidest, wer dein Plus 1 ist. Du entscheidest, welche Gedanken und inneren Stimmen dich durch deinen Tag begleiten.

Lasse dich heute gedanklich von einem Cheerleader durch den Tag begleiten. Stelle dir vor, dass dieser ständig an deiner Seite ist, dich überallhin mitbegleitet, dir gut zuredet, dich ermutigt und an dich glaubt. Gedanklich kannst du dieser Person auch ein klares Bild geben, indem du dir Gesicht, Stimme und Kleidung vorstellst.

Wie kann dein Cheerleader aussehen? Wie könnte sein Name sein?

Was kann der Cheerleader zu dir sagen? Was würdest du besonders gerne hören?

Gehe deinen Tagesablauf gedanklich durch und stelle dir vor, der Cheerleader ist stets bei dir, motivierend und aufbauend. Wie fühlt sich der Arbeits-/Schulalltag mit einer positiven, motivierten und freundlichen gedanklichen Begleitung an? Was verändert sich dadurch alles?

Wann hast du diesen Cheerleader am nötigsten? Was könnte der Cheerleader dabei bewirken?

Wer war vor deinem Cheerleader dein ständiger Begleiter? Benenne diese Stimme und gib ihr einen Namen, wenn du magst.

»Die Höhle, die du zu betreten fürchtest,
birgt den Schatz, den du suchst.«
Joseph Campbell

7.

Körper

Um Prüfungsangst und den damit verbundenen Stress kontrollieren zu können, bevorzugen manche gedankliche Übungen sowie theoretische Inputs, andere dagegen Körperübungen und wieder andere die Arbeit auf der Gefühlsebene mit inneren Bildern. Probiere alles aus, um für dich eine gut funktionierende Werkzeugkiste zu haben. Es hat sich gezeigt, dass eine Mischung aus mehreren Methoden am besten funktioniert.

Körper und Geist beeinflussen sich wechselseitig.

Prüfungsangst manifestiert sich oft in körperlichen Symptomen wie Nacken- oder Bauchschmerzen, schwitzigen Händen oder beschleunigtem Puls. Beim Auftauchen solcher Symptome hilft es, aktiv mit dem Körper zu arbeiten.

Wenn es dir körperlich gut geht, du ausgeschlafen, satt und schmerzfrei bist, wirst du resistenter auf Herausforderungen jeder Art reagieren. Es heißt auch, zuerst heilt der Körper, dann der Geist, dann die Seele. Daher ist es auch wichtig, darauf zu achten, dem Körper Gutes zu tun. Ob dies der Schlafrhythmus ist, eine gesunde Ernährung oder Bewegung. So kann es sehr heilsam für das psychische Wohlbefinden sein, Sport zu machen, Massagen zu bekommen oder zu tanzen.

Ein gesunder Körper ermöglicht dir geistige Stärke.

SCHWINGARM & SCHULTERWURF

Bei »Body2Brain« geht es darum, mithilfe des Körpers den Geist positiv zu beeinflussen. Durch gezielte Körperübungen wird auf die Psyche Einfluss genommen und somit auch auf das psychische Wohlbefinden.

Körperbewegungen für mehr Leichtigkeit und Gelassenheit

Loslassen:

Um den Stress loszulassen, kannst du ihn einfach über die Schulter werfen. Wenn du kritisiert wirst, einen Fehler bemerkst oder die Kaffeemaschine nicht mehr funktioniert - wirf es sprichwörtlich über die Schulter. Nimm deine rechte oder linke Hand, bilde eine Schale, und befördere den Arm mit einer schwungvollen Geste über die Schulter. Diese Körperübung hilft dir, eine gewisse Gelassenheit zu entwickeln und besser »loslassen« zu können.

Leichtigkeit:

Eine Körperbewegung für mehr Leichtigkeit ist das Armeschwingen. Schwinge bewusst mit beiden Armen - nach vorne und nach hinten, gegengleich zum anderen Arm. Wie bei einem kleinen Kind, das sich freut und über eine bunte Blumenwiese springt, hilft auch diese Bewegung dabei, mehr

Freude und Gelassenheit zu empfinden. Sollte es dir unangenehm sein, mache dies, wenn du unbeobachtet bist. Genieße diese ausgelassene Bewegung, gib etwas Schwung hinein und beobachte, wie deine Seele darauf reagiert.

Beobachte deine Körperreaktion auf diese Übungen. Wie verändern diese Bewegungen dein Empfinden sowie deine Gedanken?

____

____

____

Welche Veränderungen stellst du fest? Welche Auswirkungen hat diese Übung?

____

____

____

GELASSENHEITSPOSE

Veränderst du deine Körperhaltung, wird dies dein Gehirn bemerken und die Gedanken darauf einstellen. Denn jedes

Verhalten möchte für den Kopf logisch sein. Daher werden die Gedanken angepasst, sodass das eigene Verhalten als logisch und sinnvoll erachtet werden kann.

Gelassenheit ist eine Entscheidung.
Entscheide dich immer wieder dafür.

Um geistig zu mehr Gelassenheit zu kommen, nimm eine gelassene Sitzposition ein. Lehne dich im Stuhl nach hinten. Gedanklich lehnst du dich aus der Situation heraus, vertraust und lässt geschehen. Hebe die Arme über den Kopf und verschränke die Finger. Lege die Hände dann hinter den Kopf und stütze ihn sanft ab. Sieh nach oben. Wenn du die Möglichkeit hast, lege auch deine Füße hoch.

Diese Körperhaltung wird auch »Obama-Pose« genannt. Halte diese für mindestens 30 Sekunden, gerne auch 1–2 Minuten, um den Effekt auf deinen Körper und Geist auch wirklich gut wahrzunehmen. Selbst wenn es deinem Kopf zunächst widerstrebt, wirst du bemerken, dass sich dein Geist beruhigen wird, wenn du in dieser Körperhaltung verharrst.

Probiere es gleich aus. Spüre in deinen Körper hinein. Was macht diese Körperhaltung mit dir?

____

____

____

Nimm diese Pose mehrmals an diesem Tag für 2-3 Minuten ein und erlebe, wie dein Gehirn darauf reagiert.

DURCHHÄNGER

Setze dich gemütlich hin und entspanne deinen gesamten Körper. Lasse die Schultern hängen, entlaste den Rücken, entspanne deinen Kiefer und deinen Nacken. Lasse die Arme und Beine hängen - es braucht keine Anstrengung, um alles zusammenzuhalten. Versuche, Schritt für Schritt jeden Körperteil zu entspannen und hängen zu lassen.

Einfach mal abhängen.

Diese Übung kannst du auch im Stehen machen. Stelle dich hin und beuge dich vornüber. Lasse die Arme herunterbaumeln und den Kopf hängen. Schließe die Augen, wenn du magst, um noch tiefer in dich hineinzufühlen.

Gib dir für diese Übung 2-3 Minuten Zeit. Unterstütze die Entspannung mithilfe deines Atems - atme ruhig ein und langsam aus. Mit jedem Ausatmen entspannt sich dein Körper etwas mehr.

Du musst jetzt nichts tun. Sei einfach da.

Wenn du bemerkst, dass sich dein Körper entspannt, begib dich in eine aufrechte Position, achte auf einen geraden Rücken und spüre, wie viel Energie du tanken konntest.

BÄUMCHEN, RÜTTLE DICH

Wenn wir Stress erleben, stellt uns der Körper Energie zur Verfügung, um diese Bedrohung bestmöglich bewältigen zu können. Diese Energie gilt es auch wieder abzubauen.

Stress ist die Antwort des Körpers
auf eine Bedrohung.

Eine gute Übung, um überschüssige Stressenergie loszuwerden, ist das achtsame, gefühlsorientierte Ausschütteln, ganz nach dem Motto: »Bäumchen, rüttle dich, Bäumchen, schüttle dich.«

Stelle dich hin und beginne, sanft und locker zu hüpfen. Spüre, wie sich dein ganzer Körper bewegt und dich die Schwerkraft erdet. Schüttle dabei die Arme, Schultern und Hände. Je nachdem, wie viel Energie in dir ist, kannst du mehr oder weniger hoch hüpfen und dich mehr oder weniger stark schütteln. Du weißt selbst genau, wie viel Stressenergie da ist und entladen werden muss.

Versuche, dich einzufühlen und dich so zu bewegen, wie es dein Körper in diesem Moment braucht.

Fühle, dein Kopf darf Pause machen.

Mache dies 1–2 Minuten lang und höre erst auf, wenn sich ein leichter Erschöpfungszustand sowie eine angenehme Schwere in dir breitmachen.

Rolle am Ende der Übung die Schultern nach vorne und nach hinten. Strecke dich, beuge dich, dehne dich, und spüre in deine einzelnen Gliedmaßen hinein. Beschreibe mit deinem Kopf Kreise, und entspanne den Nacken und die Wirbelsäule.

»Furcht ist eine Krankheit, die die Logik zerfrisst und den Menschen unmenschlich macht.«

Marian Anderson

ATMUNG

Mit dem ersten Atemzug beginnt unser Leben. Mit dem letzten Atemzug endet es. Atmen ist pures Leben. Atmen entschleunigt, macht uns wach, versorgt unser Blut mit Sauerstoff und beruhigt oder weckt den Geist.

Prüfungsangst verleitet dazu, schnell und flach zu atmen. Das ist vor allem hinsichtlich der nötigen Gehirnleistung kontraproduktiv, da auf diese Weise das Gehirn nicht ausreichend mit Sauerstoff versorgt werden kann. Durch diese Atmung signalisiert der Körper erst recht, dass er sich in einem Angstzustand befindet. Wenn wir den Körper zu einer normalen Atmung bringen, denkt das Gehirn, dass der Alarm falsch war, und beruhigt sich. Denn Kopf und Körper beeinflussen sich wechselseitig.

Verlangsame die Atmung, verlangsame den Geist. Eine ruhige Atmung signalisiert Entspannung. Eine schnelle Atmung brauchen wir bei Gefahr und Bedrohungen, um möglichst viel Sauerstoff in unsere Muskeln zu bekommen, um schnell weglaufen oder kämpfen zu können.

Prüfungsangst lässt sich durch gezieltes Atmen im Zaum halten. Am besten ist es, ruhig durch die Nase tief und langsam in den Bauch zu atmen, dort den Atem kurz zu halten und dann bewusst durch den Mund mit einem »Pffffff« auszuatmen.

6-7-8-Atmung:
Tief einatmen und dabei langsam gedanklich bis 6 zählen, Luft anhalten und bis 7 zählen. Dann ganz langsam ausatmen, bis wir gedanklich bei der Zahl 8 angekommen sind. Dies am besten 3- bis 4-mal wiederholen.

Du wirst umso besser, je länger du ein- und ausatmen kannst. Vor allem beim Ausatmen lassen wir los, und die Muskeln entspannen sich. Je länger du ausatmen kannst, umso besser. Zusätzlich kannst du auch noch denken: »Ich atme Entspannung ein (einatmen). Ich atme Anspannung aus (beim Ausatmen).«

Quadrat-Atmung:
Atme 5 Sekunden lang durch deine Nase ein. Halte die Luft 5 Sekunden an. Atme dann 5 Sekunden lang durch die Nase wieder aus, und halte den Atem dann wieder. Wiederhole dies mindestens 3-mal.

5 Sekunden einatmen - 5 Sekunden halten - 5 Sekunden ausatmen - 5 Sekunden halten.

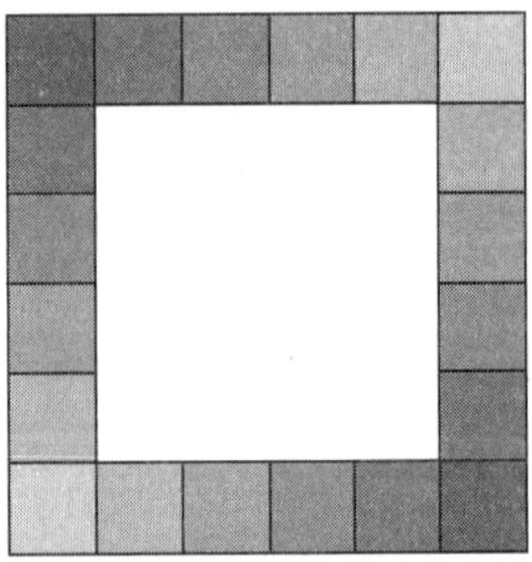

Dabei kannst du dir auch ein Quadrat vorstellen, bei dem du jede Seite mit jeder vergangenen Sekunde weiterzeichnest. So atmest du von einer Seitenlinie des Quadrats zur nächsten.

Mache diese Atemübung in jeder Pause. Wenn möglich, atme frische Luft ein, diese Übung ist jedoch ebenso in geschlossenen Räumen wirksam. Auch während des Autofahrens, bei der Arbeit sowie beim Treppensteigen oder Liftfahren kannst du die Zeit sinnvoll nutzen und dich im bewussten Atmen trainieren.

Staubsauger:

Die Atmung ist einer der schnellsten Wege, um zu mehr Gelassenheit zu kommen. Dabei hilft eine Vorstellungsübung, um die Atemtechnik zu trainieren.

Stell dir vor, du bist ein Staubsauger. Sauge so viel Luft wie möglich ganz tief in deine Lungen und fülle diese randvoll. Halte kurz inne und puste dann den gesamten Sauerstoff langsam aus – wie ein Laubbläser, der Blätter zusammentreibt.

Dann wechsle vom Laubbläser- wieder in den Staubsauger-Modus und atme tief ein, bis kein Platz mehr für weitere Luft ist – und wieder sachte aus, bis sich deine Lungen geleert haben.

Wiederhole dies 3- bis 5-mal und staune, wie schnell sich dein Anspannungszustand in ein zunehmend entspannteres Befinden verwandelt.

Hochatmung:

Meine liebste Atemübung, die schnell auf den Körper und Geist einwirkt, ist die Hochatmung. Dabei atmest du ein, und wenn du bemerkst, du bist mit dem Einatmen »eigentlich« fertig, atmest du nochmals ein Stückchen tiefer ein. Dann atmest du langsam aus. Einatmen, noch mehr einatmen, ausatmen.

Auch wenn beim zweiten Einatmungsversuch nicht mehr viel Platz für die Luft ist, reicht es aus, um das Gehirn zu beruhigen und den Körper schnell zu entspannen.

Wie wirkt sich das bewusste und verlangsamte Atmen auf deinen Geist und Körper aus?

Wie stark war deine Anspannung VOR der Atemübung? Kreuze an!

1 2 3 4 5 6 7 8 9 10

Wie stark ist deine gefühlte Anspannung NACH der Atemübung?

1 2 3 4 5 6 7 8 9 10

Wann und bei welchen Situationen kannst du diese Atemtechnik einsetzen?

Atme und ruhe dich aus. Rette das Universum. Dann atme weiter.

AGGRESSIONSBEWÄLTIGUNG

Nach der Angst oder Traurigkeit kommt oft die Wut. Wir ärgern uns über uns selbst, beschimpfen und kritisieren uns. Wir machen uns selbst oder andere für das Scheitern verantwortlich und haben Schwierigkeiten, die Ereignisse zu akzeptieren. Wut ist ein wichtiges Gefühl, um Grenzen zu setzen und Dinge im Außen zu verändern. Ärger gibt uns Kraft, um Veränderungen zu bewirken, und lädt uns mit Energie auf, die uns handlungsfähig macht.

Oft ist eine gewisse Art der Hoffnungs- und Antriebslosigkeit unausgedrückter Ärger.

Unterdrückte Aggressionen führen zu Depressionen.

Wenn wir das Gefühl haben, nichts verändern zu können, nicht gehört zu werden und machtlos zu sein, hören wir irgendwann auf zu versuchen, die dafür verantwortlichen Umstände zu ändern. An diesem Punkt wäre es hilfreich, die Wut zu spüren, um die Gegebenheiten zum eigenen Vorteil verändern zu können. Die eigenen Bedürfnisse gehören ausgedrückt – hör nicht auf, deine Bedürfnisse und Gefühle zu spüren und zu äußern. Doch lerne auch, ihnen Grenzen zu setzen und Stopp zu sagen, wenn du bemerkst, dass es sich nicht gut für dich anfühlt.

Du musst nicht alles aushalten.

Wir sind nicht auf dieser Welt, um alles auszuhalten. Nicht Gefühle bringen uns um, sondern die Strategien, wie mit diesen unangenehmen Gefühlen umzugehen ist. Es ist die Flucht in eine andere Welt, das Vermeiden, Ablenken oder Unterdrücken, um zu funktionieren, brav, artig und angepasst zu sein. Es ist der Wunsch, zu gefallen und gemocht zu werden. Es ist der Leistungsdruck, dem wir gerecht werden wollen, weil andere es auch aushalten.

Du musst nichts.

Es ist dein Leben, und es ist deine Entscheidung. Wenn es sich nicht gut anfühlt, musst du es nicht ertragen. Du darfst aussprechen, was in dir vorgeht, und dein Leben immer mehr in deinem Sinne gestalten. Wenn du dich nicht für dich einsetzt, wer soll es dann tun?

Du bist der Experte für dein Wohlbefinden. Wenn der Kuchen nicht gelingt, fragst du einen Konditormeister. Wenn das Auto nicht mehr anspringt, einen Kfz-Techniker, wenn das Internet nicht funktioniert, fragst du den Internetanbieter – du wendest dich immer an die jeweiligen Experten. Doch bei deinem Glück und Wohlbefinden verlässt du dich auf die Meinung anderer?

Deine Meinung zählt. Deine Bedürfnisse und Gefühle sind real und haben ihre Berechtigung. Sage dir nicht immer wieder, wie falsch du bist, denkst und fühlst. Beginne heute, dich anders zu behandeln und das einzufordern, was du brauchst, damit es DIR gut geht.

Nimm ein Kissen, balle deine beiden Hände zu Fäusten

und schlage zeitgleich mit beiden Unterarmen und den Fäusten auf das Kissen ein. Lasse die Wut und den Frust heraus. Wenn möglich, schreie und lasse deinen Ärger das tun, was dein Körper dir signalisiert. Baue die angestaute Energie der Wut ab. Dies führt zu einer emotionalen Entladung (»emotional release«) und lässt einen Großteil des gefühlten Ärgers verschwinden.

Auch zu stampfen, fest mit den Füßen aufzutreten oder zu springen kann dabei helfen, dem Ärger den Raum und die Beachtung zu geben, die er haben möchte.

Du kannst auch im Wald oder im Auto schreien und einfach mal auf deine Oberschenkel trommeln.

Wir haben verlernt, wütend zu sein.

Wütend zu sein heißt nicht, gewalttätig zu werden oder andere anzuschreien. Wut bedeutet vielmehr: »Stopp, das ist nicht okay!«, und hilft dir, für Gerechtigkeit und deine Bedürfnisse einzustehen. Man kann Ärger verspüren und trotzdem ruhig, aber bestimmt und mit klaren Worten seinem Ärger Ausdruck verleihen. Nimm den Ärger wahr und nutze die Energie, um deine persönlichen Grenzen zu definieren und zu verteidigen. Wut ist dein imaginäres Stoppschild und sehr wichtig.

»Mit der Zeit hassen wir das,
was wir oft fürchten.«
William Shakespeare

ERDUNG

Sich erden, sich fest verankert und verwurzelt fühlen, um sich nicht von heftigen Winden oder Regengüssen umwerfen zu lassen.

Mit beiden Beinen
fest am Boden.

Erde dich, indem du dich mit beiden Beinen fest auf den Boden stellst. Dies kannst du gut im Sitzen machen, bei der Arbeit, bei einem Meeting, aber auch im Stehen. Verteile dein Gewicht gleichmäßig, fühle in deine Fußsohlen hinein und spüre, ob du einen guten Stand hast. Versuche auch, deine Zehen zu fühlen und diese aktiv zu steuern, um dir noch mehr Stabilität zu geben. Beschreibe gedanklich das Gefühl und lasse dich von der Erdanziehungskraft angenehm schwer nach unten ziehen und halten.

Noch mehr Erdung erreichst du, wenn du deine Schuhe ausziehst. Du wirst bemerken, dass es sich um einiges freier, leichter und »heimeliger« anfühlt.

Probiere es aus - ziehe deine Schuhe aus, suche den Kontakt zur Erde, finde Bodenhaftung und genieße die dadurch gewonnene mentale Stärke!

QUETSCHEN

Den Stress loslassen erfordert den Abbau der angesammelten Kampfenergie. Hierfür werden klassischerweise oftmals Stressbälle eingesetzt. Stressbälle haben eine besondere Konsistenz und Dehnbarkeit, um sie hervorragend drücken zu können. So können die Aggression, der Frust und die Überforderung gut abgebaut werden.

Nimm dir ein Kissen, zerknülle Papier, drücke die Polsterung des Stuhls oder den Ärmel einer Jacke. Du kannst dir auch gut selbst einen Stressball basteln, indem du einen Luftballon mit Sand oder Reis füllst. Dann heißt es: zudrücken und loslassen.

Stelle dir vor, dass mit jedem Quetschen ein Stück des Stresses abgegeben wird, sozusagen herausgepresst und losgelassen wird. Fühle, wie ein Teil der Anspannung abfällt, und nutze dies immer wieder, wenn es nötig ist.

KRAFTTRAINING

Stress aktiviert die Muskeln. Die schnelle Atmung sorgt für eine höhere Durchblutung und führt zu einer verstärkten Muskelaktivierung. Um gegen den hohen Puls anzukämpfen und die Stressenergie abzubauen, eignet sich Krafttraining hervorragend.

Durch körperliche Bewegung wird die Ausschüttung von bestimmten Neurotransmittern angeregt (z.B. Serotonin und Dopamin) - das sind Botenstoffe, die die Kommunikation innerhalb unseres Nervensystems beeinflussen. Dadurch nehmen das Stressempfinden, die Angstgefühle und auch Depressionen ab.

Zusätzlich erhöht dies die Resilienz, die Leidensfähigkeit, da wir über unsere (körperlichen) Grenzen hinausgehen und weitermachen, obwohl es anstrengend ist. Damit werden wir ausdauernder und belastbarer. Zeitgleich formen wir unseren Körper, stärken unser Immunsystem und erhöhen unsere Leistungsfähigkeit.

Vor allem bei sensiblen oder sogar hochsensiblen Personen

hat regelmäßiges Krafttraining für außergewöhnliche Resultate gesorgt.[8] Das Selbstbewusstsein stieg, die mentale Stärke verbesserte sich, die empfundene Belastungsgrenze wurde immer später erreicht.

Diese Sporteinheiten dauern 1-2 Minuten und sind geeignete Mikropausen während des Lernens oder Wartens, bis man selbst mit der Prüfung dran ist. Einige eignen sich auch für die Autofahrt, während des Wartens im Sitzen oder auf dem WC.

Mit solch einer kurzen intensiven Krafteinheitspause fallen das Abschalten und die Fokusverlagerung um einiges leichter. Des Weiteren wird die Körperwahrnehmung gestärkt sowie das eigene Körpergefühl und -empfinden verbessert. Der Vorteil bei kurzen Trainingseinheiten ist, dass man kaum ins Schwitzen kommt und man dies auch unbedenklich während der Arbeitszeit oder in der Pause praktizieren kann.

Hier ein paar Vorschläge für kurze, aber intensive Krafttrainings-Mikropausen:

Liegestütze

Begib dich auf den Boden, und versuche, 5-10 Liegestütze zu machen (Fortgeschrittene auch gerne 10-20). Sollte dies anstrengend werden, verlangsame die Ausführung. Außerdem kannst du diese auch auf den Knien machen, um zusätzlich ein paar Push-ups zu schaffen, oder auch, um gut in diese Übung zu starten.

Wandstütze

Eine leichtere und sauberere Möglichkeit der Liegestütze ist die Wandstütze. Dabei stellst du dich ca. 1-1,5 Meter von der Wand entfernt hin, dann stützt du dich mit den Händen ab und drückst dich weg (wie vom Boden, nur von der Wand).

Diese Übung kannst du auch sehr dynamisch machen, indem du dich schwungvoll von der Wand abstößt.

Planking

Beim Planking begibst du dich auf den Boden, stützt dich mit deinen Ellbogen oder ausgestreckten Armen ab und berührst nur mit den Zehen den Boden. Hier wird vor allem der Bauch trainiert, weil dieser stabil und gerade den Körper in dieser Position halten soll.

Klimmzüge

Pull-ups kann man nicht nur an einer Klimmzugstange machen, sondern auch an Wäschespinnen oder Klettergerüsten. Mit Gymnastikbändern ist der Zug mit den Armen nach von vorne und hinten möglich. Auch unter schweren Tischen ist es möglich, sich in der Schräglage nach oben zu ziehen. Auch bei gut verankerten Türen ist es kein Problem, sich an der geöffneten Tür oben festzuhalten und hochzuziehen.

Wandsitzen

Eine abgewandelte bürotaugliche Form des Beintrainings ist das Wandsitzen. Hierbei wird sich an die Wand gesetzt. Die Wand ersetzt die Stuhllehne, und die Beine sollten so gut es geht im 45-Grad-Winkel ausgerichtet sein. Diese Position sollte so lange wie möglich gehalten werden. Auch bei Bus- oder Autofahrten können mit der Beinkraft die Oberschenkel in der Luft über dem Sessel gehalten werden. Diese Aufgabe fordert körperliche und geistige Konzentration und ermöglicht es, vom Overthinking Abstand zu nehmen.

Muskelanspannung

Die einfachste und unauffälligste Methode, die auch bei Prüfungen, im Wartebereich oder auf der Bühne eingesetzt werden kann, ist die Muskelanspannung. Dabei spannst du Po und Beine fest an, hältst diese für 20–30 Sekunden und entspannst die Körperpartie wieder. Dasselbe funktioniert auch mit Brust, Schulter und Armen. Auch hier fest anspannen, halten und dann die Entspannung fühlen. Auch dein Kiefer und deine Stirn sind bei übermäßigem Stress oft verspannt – versuche, auch diese anzuspannen und aktiv wieder zu entspannen. Eine vergleichbare Entspannungsmethode ist die sogenannte Progressive Muskelrelaxation.

Wann möchtest du mit der Krafttrainingseinheit starten?

____

____

____

Welche möchtest du ausprobieren? Wann und wie oft möchtest du sie machen?

____

____

____

Wie fühlst du dich danach?

SELBSTAKUPRESSUR

Handrücken

Am Handrücken zwischen Daumen und Zeigefinger befindet sich die »Talsenke«. Spreize den Zeigefinger leicht weg, und drücke relativ fest und tief in den Zwischenraum, bis du den Muskelstrang spürst. Du kannst auch versuchen, diesen leicht zu bewegen, indem du massierende kreisende Bewegungen machst. Je stärker dieser Punkt schmerzt, umso mehr Stress und Angst haben sich in letzter Zeit in deinem Körper angesammelt.

Drücke mit dem Daumen auf diese Stelle, und ziehe den Muskel leicht nach unten, halte dies 10 Sekunden lang. Versuche, eine Intensität zu finden, die gut spürbar ist, aber nicht zu sehr schmerzt. Wechsle dann die Seite - die Talsenke ist bei einer der beiden Hände oft verspannter.

Handgelenk

Etwa 2 Fingerbreit unter deiner Handfläche am Unterarm befindet sich eine besonders sensible Stelle, die für schnelle Entspannung sorgen kann und auch zum Einschlafen genutzt wird. Klopfe mit 2 Fingern in schnellen Bewegungen auf diese

Stelle an deinem Unterarm. Mache dies 1-2 Minuten lang, und staune, wie sich dein Gemütszustand verändert.

Unterarm

Der Unterarmmuskelansatz, der in der Nähe deines Ellbogens liegt, nimmt oft die Anspannung aus dem Alltag mit, wenn du viel mit deinen Händen arbeitest. Lege deinen Unterarm mit der Handkante nach oben (Handfläche parallel zum Bauch) ab. Fahre nun den Unterarm entlang bis kurz vorm Ellbogen. Versuche, den Muskel zu ertasten sowie die Stelle, wo der Muskel mit dem Knochen und Ellbogengelenk verbunden ist. Erspüre mit deinen Fingern sowie ausreichend Druck, wo hier Verspannungen sind. Wenn du eine Stelle gefunden hast, die du als leicht schmerzhaft empfindest, verharre an dieser Stelle mit demselben Druck. Atme tief ein und durch den Schmerz hindurch. Je mehr du den Schmerz zulässt, umso schneller entspannt sich der Muskel, und ein Gefühl von Leichtigkeit folgt. Mache dies auch auf der anderen Seite.

Ohren

In deinen Ohren verlaufen zahlreiche Nerven, die über das Nervensystem mit deinem gesamten Körper verbunden sind. Massiere dein Ohrläppchen, und wandere den Ohrrand hinauf bis zum höchsten Punkt. Setze auch hier kreisende und ziehende Bewegungen ein. Mache dies 3- bis 4-mal, während du langsam und tief ein- und ausatmest.

Stirn

Wandere mit deinem Zeige- und Mittelfinger zu den Schläfen, in die leicht abgesenkte Bucht vor dem Haaransatz auf beiden Seiten. Massiere die Schläfen in kreisenden Bewegungen kraftvoll.

ZEHENWACKELN

Ein Trick, der immer funktioniert, auch wenn dein Gehirn im Notfallmodus ist und keinen klaren Gedanken mehr fassen kann: Zehenwackeln! Unsere Zehen versagen auch bei Stress nicht. Um sie bewusst und aktiv bewegen zu können, muss das Gehirn etwas von seiner im Stress geblockten Energie abzweigen. Das funktioniert aber nur, wenn du bewusst mit den Zehen wackelst. Viele Menschen machen das instinktiv bei Stress, nur eben unbewusst.

Auch mit Schuhen kannst du diesen Trick gut nutzen – bewege aktiv deine Zehen, versuche, sie auch einzeln nach oben und unten oder nach rechts oder links zu bewegen. Du kannst auch versuchen, mit deinen Zehentänzern eine gewisse Choreografie aufzuführen. Sobald dich das Zehenwackeln entspannt hat, kannst du dich wieder deiner kognitiven Meisterleistung widmen.

FINGERÜBUNG

In unserem Körper gibt es bestimmte Meridiane, Energieströme, die aktiviert und genutzt werden können. Meridiane sind nicht nur mit bestimmten Organen, sondern auch mit deinem Denken und Fühlen verbunden.

Eine einfache und leicht umzusetzende Art des Strömens (Jin Shin Jyutsu) ist die Arbeit mit den Fingern. Wenn du einen bestimmten Finger hältst, kann dieses Halten und Aktivieren sich positiv auf deine Gedanken und Gefühle auswirken und sogar Prüfungsangst reduzieren.

Jeder Finger steht für unterschiedliche wünschenswerte Aspekte:[9]

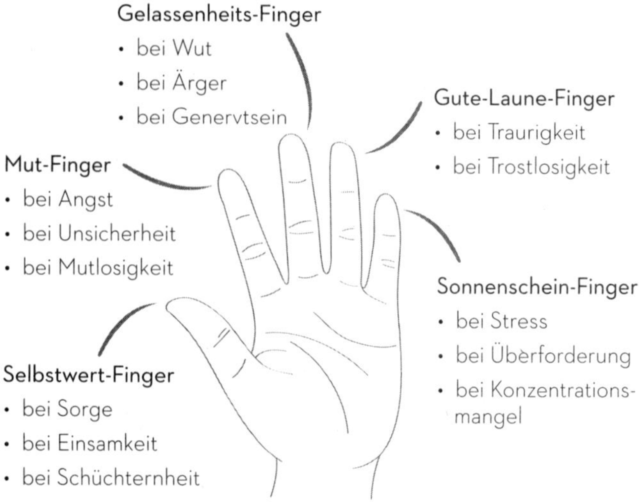

Du kannst nur einen Finger halten, oder du »strömst« nacheinander alle Finger, erst die der einen, dann die der anderen Hand. Welcher Finger oder welches Gefühl gerade Vorrang hat, entscheidest du.

Wichtig ist nur, dass du jeden Finger mindestens 2 Minuten hältst. Nach oben gibt es keine Zeitgrenze, ströme, solange es sich gut anfühlt.

Welches Gefühl sagt dir im Moment am meisten zu? Welches wäre bei der Prüfung am hilfreichsten?

Welcher Finger fühlt sich am besten an?

Wann könntest du welchen (oder alle) Finger besonders gut gebrauchen?

SCHAUKELN

Selbstberuhigungsmaßnahmen für sich zu finden ist ein Teil des Umgangs mit Gefühlen. Wenn sich die Prüfungsangst bemerkbar macht, wippe sanft hin und her. Bewege deinen Oberkörper nach vorn und hinten. Spüre in dich hinein, wie schnell diese Bewegung sein sollte, und atme zeitgleich in einem für dich passenden Rhythmus ein und aus.

Diese körperliche Bewegung sorgt für einen Energieausgleich und sanften Abbau der Stressenergie. Das Wippen wird auch bei Kleinkindern zur Beruhigung eingesetzt und hilft, Körper und Geist ruhiger werden zu lassen. Zeitgleich kannst du gedankliche Techniken wie Affirmationen, Fragetechniken etc. (s. S. 98 ff. / Gedanken) verwenden, um den maximalen Effekt herauszuholen.

Wie verändern sich deine Gedanken, Gefühle und die Körperwahrnehmung nach dem Schaukeln?

____

____

BERUHIGENDE HAUSMITTEL

In der Natur finden wir viele Hilfsmittel, die auf körperlicher Ebene helfen können, sich schneller zu beruhigen und die innerliche Unruhe zu bekämpfen.

Baldrian

Das wahrscheinlich bekannteste Naturhilfsmittel gegen Angstzustände ist Baldrian. Es gibt über 200 Arten der krautähnlichen Pflanze, und sie kann auch in Apotheken rezeptfrei erworben werden. Baldrian wirkt nicht nur beruhigend bei Nervosität, sondern hilft auch beim Einschlafen. Baldrianöl und Baldriantee wirken auch als natürliches Antibiotikum gegen Keime und Bakterien.

Johanniskraut

Johanniskraut ist ein natürliches Antidepressivum und wächst vorrangig wild im gemäßigten Klimaraum. Neben der beruhigenden Wirkung regt das Kraut auch den Kreislauf an. Auch bei Muskelschmerzen und Hautproblemen wirkt Johanniskraut unterstützend und hilft bei der Wundheilung.

Lavendel

Neben der schlaffördernden und beruhigenden Wirkung ist Lavendel auch bei Hautunreinheiten, Atemwegserkrankungen oder Stoffwechselproblemen nützlich. Die für ihr wunderschönes Lila bekannte Pflanze wird auch oft in Tees bzw. äußerlich als Inhaltsstoff von beruhigenden Ölen verwendet.[10]

Passionsblume

Die Passionsblume zählt auch zu den meistempfohlenen Naturheilmitteln bei Angstzuständen und Nervosität. Auch bei Schlaflosigkeit wird Passionsblumenextrakt immer wieder verwendet.

Kamille

Die Kamille kennen die meisten als Tee, der für seine beruhigende Wirkung bekannt ist und vor allem bei Krankheiten oder flauem Magen getrunken wird. Kamille ist mit der Sonnenblume verwandt und wirkt besonders durch die enthaltenen Flavonoide, die das zentrale Nervensystem beruhigen und somit Gefühle von Angst und Panik reduzieren.[11]

Zitronenmelisse

Die Zitronenmelisse ist ein sanftes Kraut, das zur Familie der Minzen gehört. Dieses Kraut hat nicht nur eine besänftigende Wirkung, sondern es verhilft auch zu besserer Konzentration, was dieses Kraut perfekt für den Prüfungstag macht. Zitronenmelisse wirkt besonders gut, wenn sie mit anderen beruhigenden Kräutern wie Kamille oder Baldrianwurzel kombiniert wird.

Hopfen

Hopfen wird auf der ganzen Welt verwendet, um Angstzustände und Gefühle der Unruhe zu reduzieren. Nimm dieses

Kraut als Kapsel, verdünnt mit Wasser, oder trinke einen Hopfentee. Hopfen wird auch oft mit Passionsblume, Kamille oder Baldrianwurzel in Tees und Kapseln kombiniert, um seine Wirkung zu verstärken.

CBD-Öl

CBD hat in den letzten Jahren immer mehr an Aufmerksamkeit gewonnen und in einer Vielzahl von Studien seine Wirksamkeit gezeigt. Ängste, Stress und Panikattacken sollen mit CBD-Öl reduziert werden können. Auch Studenten und Schüler, die an einem Endocannabinoid-Mangel leiden und daher Aufmerksamkeits- und Konzentrationsprobleme haben, können von CBD profitieren. Denn CBD aktiviert die Neurotransmitter des Gehirns und fördert daher die Aufmerksamkeitsfokussierung.[12]

8.

Verhalten

»›Es kommt, wie es kommen muss‹, ist die Ausrede aller Faulpelze.«
Wilhelm Raabe

AUFMERKSAMKEIT STEUERN

Je mehr Aufmerksamkeit die eigene Prüfungsangst bekommt, umso stärker wird sie. Deshalb kann es auch helfen, ihr möglichst wenig Raum zu geben, wenn sie sich durch ein inneres Gespräch nicht beruhigen lässt. Lenke die Aufmerksamkeit bewusst von der Angst weg. Wenn du die ganze Zeit darüber nachdenkst, wie das Versagen aussieht und welche Konsequenzen es haben könnte, heizt es die Angstspirale nur noch mehr an.

Nein, Angst, jetzt nicht!

Setze Grenzen - für dich. Sage: »Stopp, bis hierhin und nicht weiter!« Auch wenn alle Gefühle ihre Berechtigung haben, müssen nicht alle unsere Gefühle wahr sein, so wie nicht alle unsere Gedanken wahr sind und real werden müssen. Auch wenn es schwerfällt: Übe dich in deiner Trotzmacht. Hole den rebellischen Teenager-Anteil in dir heraus, der sagt: »Nein, jetzt erst recht nicht!« Wir alle kennen es, dass wir bei manchen Menschen oder Situationen abschalten, nicht mehr zuhören wollen – auch hier kannst du dich bewusst dafür entscheiden, nicht auf diese innere Stimme einzugehen. Verlagere es auf später. Du kannst dich um 16 Uhr ärgern, weinen oder Angst haben. Jetzt nicht, jetzt bist du konzentriert und bei der Sache. Wenn du es schaffst, nicht darauf einzugehen, in diesem Moment die Gedanken weiterziehen zu lassen, erleichtert es dir die Arbeit.

Auch wenn es schwerfällt: Denke an etwas völlig anderes! Du kannst an die köstliche Mahlzeit danach denken, an das aktuelle Kinoprogramm, welchen Film du dir ansehen möchtest oder an deine Abendplanung mit entspannendem Bad, Brettspielen, Serien etc. Möglicherweise möchtest du auch an den nächsten Urlaub denken und diesen planen. Auch Witze können helfen, an die du dich bewusst erinnern kannst, um dich in einen anderen Gefühlszustand zu versetzen. Und sei es nur, dass du bewusst an einen rosa Elefanten an einer Bushaltestelle denkst – eine positive Vorstellung löst positive Gefühle aus, die dich positiv beeinflussen.

Was bringt dich zum Lachen?

Was entspannt dich? Welche Vorstellungen lösen ein entspanntes Gefühl in dir aus?

Beim Gedanken an welche Erinnerungen und Errungenschaften in deinem Leben fühlst du dich stark?

Wann hast du dich das letzte Mal geborgen, verstanden und geliebt gefühlt?

Welche Aktivitäten und Zukunftspläne lösen Euphorie in dir aus und geben dir Energie?

Mit welchen Vorstellungen kannst du positive Gefühle hervorholen?

Plane auch bewusst etwas Schönes nach der Prüfungssituation und denke: »Noch 2 Stunden, dann mache ich ...« Auch das kann helfen, um den Fokus zu verändern (siehe auch das Kapitel: Belohnung).

An welches schöne Ereignis kannst du nach der Prüfungssituation denken? Wie kannst du dir nach der Prüfung etwas Gutes tun?

Was machst du besonders gut in einer Prüfungssituation?

Was hast du schon mal ziemlich gut in einer Prüfungssituation gemacht?

____

____

»Handeln heilt Angst.«
Tony Robbins

KLEINE ZIELE

Möglicherweise sind deine Ziele so groß, dass sie dich überfordern. Setze dir kleine Ziele, die du auch erreichen kannst und die es dir ermöglichen, stolz auf dich zu sein.

Bevor du dir die Erwartung setzt, keinen Fehler machen zu dürfen, setze dir das Ziel, 3 Fragen richtig zu beantworten. Wenn du vorhast, den ganzen Abend zu lernen, dann erschöpft abzubrechen und dich schlecht zu fühlen, dann verändere deine Erwartungshaltung in: »Ich lerne heute 2 Stunden.«

Dinge, die in Bewegung sind,
bleiben in Bewegung.

Wenn du jemand bist, der gerne Dinge aufschiebt, kann es helfen zu sagen: »Ich lerne zumindest 3 Minuten lang!« Nur wenn du schon angefangen hast und wahrscheinlich in der

Materie drin bist, wirst du weitermachen. Auch wenn du nach 3 Minuten aufhören könntest.

Setze dir kleine Ziele und erreiche sie.

Jede einzelne Seite ist ein Teilziel. Du kannst dir auch für jede Lernstunde oder jede Seite einen Stern (Sticker) oder einen Strich machen, der dir aufzeigt, wie fleißig und engagiert du bist. Dies hilft, motiviert zu bleiben und Selbstwirksamkeit zu spüren.

Bei Lernplänen plane unbedingt Pufferzeiten ein sowie Zeit für schöne Dinge, die dir Kraft spenden.

Tages- und Stundenziele statt Endziele.

Setze dir vor deinem Vorhaben konkrete Ziele, am besten für jeden Tag. Belohne dich, wenn du diese erreichst! (s. S. 291/ Zeitmanagement/auch Tages- und Wochenplan)

Ziele können sein:

- 1 Stunde ohne Pause durchlernen
- Mobiltelefon für 2 Stunden weglegen
- 1 Stunde sich keine Sorgen machen
- 30 Minuten Pause genießen
- Seiten 20-25 gelesen haben
- Wissensfragen für Seiten 32 und 33 ausarbeiten
- Mindestens 7 Stunden schlafen

Jedes Mal, wenn du etwas gut machst, solltest du stolz auf dich sein. Es sind vor allem die kleinen Dinge, die Großes bewirken können. Immer wenn du ein geplantes Vorhaben umsetzen konntest, solltest du dies visuell nochmals intensivieren, indem du auf einer Liste etwas abhakst, dir einen Sticker gibst oder eine Münze in eine Spardose wirfst. Damit verstärkst du das Gefühl der Belohnung und kannst länger davon zehren. Zeitgleich bemerkst du, dass du deine Vorhaben erreichen kannst, und wirst immer stärker und selbstbewusster in deinem Handeln. Du kannst auch, wenn du 10 Seiten lernen musst, für jede zweite Seite ein Schokobonbon als Belohnung vor dich legen. Wenn du dazu tendierst, immer wieder aufzustehen und dich abzulenken, mache dir ein Fußbad, stelle einen Wecker auf 25 Minuten und lerne in der Zeit, in der du deine Füße im warmen Wasser entspannen lässt. Auch alle 20 Minuten die Sitzposition oder den Lernort (Schreibtisch, Bett, Boden) zu wechseln, kann energiegeladenen Persönlichkeiten helfen. Andere wiederum bevorzugen ein und denselben Lernort. Mache dir auch beim Lernen eine schöne Zeit. Zünde eine Duftkerze an, höre leise angenehme Musik, bereite dir eine Tasse Tee oder Kakao zu oder kaue Kaugummi. Wenn es dir dabei hilft, ins Tun zu kommen, nutze auch vorab kleine Belohnungen als Starthilfe.

Sei kreativ und lasse dir humorvolle Wege einfallen, wie das Lernen angenehmer werden kann!

Wie können Tagesziele aussehen?

____

____

Welche Stundenziele wären hilfreich?

Wie sieht dein Wochenziel aus?

Wie lautet das große Endziel?

Was kannst du dafür heute, morgen und übermorgen tun, um es zu erreichen?

BELOHNUNG

Gute Gefühle sind wichtig, um uns vom Stress zu erholen. Finde daher Energietankstellen sowie Wohlfühloasen, die es dir ermöglichen, aus deinen Angstgefühlen auszusteigen. Belohne dich, wenn du dich einer Angst stellst. Belohne dich, wenn du lernst und deinen Plan durchziehst. Dies ist anstrengend und kostet viel Kraft. Diese Bemühungen gehören gewürdigt und belohnt.

Wie kannst du dich belohnen?

Gibt es Personen, mit denen du gerne Zeit verbringst und die dir ein gutes Gefühl geben?

____

____

Gibt es Orte, an denen du Zeit verbringen möchtest, weil du dich dort wohlfühlst?

____

____

____

Gibt es Gegenstände, die du gerne besitzen möchtest und die eine geeignete Belohnung wären? Gibt es bestimmte Objekte, die du zu Hause hast und die dir Freude bereiten (Duftkerze, Brettspiele, Musik, Schokolade etc.)?

Mit welchen Aktivitäten könntest du dich belohnen (Freizeitpark, Friseur, Konzert, Gesichtsmaske, Urlaub etc.)?

Bestrafe dich nicht selbst, nur weil du noch nicht da bist, wo du sein willst.

Du bist auf dem Weg dorthin. Auch die Anstrengung dafür soll belohnt werden, denn nur sie ermöglicht es dir, den Weg zum Ziel zu bestreiten. Entziehe dir selbst nicht die Liebe, die so dringend nötig ist, um auf Kurs zu bleiben. Liebe dich genau wegen all deiner Versuche und Bemühungen. Bestrafe dich nicht dafür, wenn sich im Moment keine Tür für dich öffnet. Nur weil diese Tür derzeit geschlossen ist, heißt es nicht, dass es immer so sein wird. Und trotzdem gibt es genügend Türen, die genauso spannend und interessant für dich sein könnten.

Fokussiere dich auf deine Möglichkeiten und Chancen, nicht auf dein Versagen und die Missgeschicke.

Was kann dir helfen, leichter mit dem Lernen anzufangen? Wie motivierst du dich davor?

Wie belohnst du dich zwischendurch?

Wie belohnst du dich nach der bestandenen Prüfung?

Wie kannst du dir selbst Liebe zeigen, auch schon für den Versuch, eine Herausforderung zu meistern?

Wenn du nie starten würdest, würdest du auch nicht scheitern, aber auch niemals wachsen. Schon das Versuchen an sich ist wichtiger als jedes Erfüllen von Erwartungen und Träumen. Der Weg ist das Ziel. Du lernst bei jeder Erfahrung oder neuen Reiseroute dazu, ohne dass es immer mit einem Zertifikat oder Titel gekrönt werden muss. Deine Erinnerungen und deine Erfahrungen kann dir niemand nehmen. Und trotzdem wage es immer wieder. Denn was, wenn es klappen würde?

Zweifel töten mehr Träume,
als es das Versagen je könnte.

Stelle dir vor, so vieles hätte dir gelingen können, hättest du es nur je versucht. Am Ergebnis ändert sich auch nichts - du hast es nicht geschafft, weil du es nicht einmal versucht hast. Doch wenn du es versuchst, dann besteht zumindest die Chance auf ein anderes Resultat. Gib dir selbst die Möglichkeit, deine Ziele zu erreichen.

BLACKOUT ZUGEBEN

Wenn die Prüfungsangst uns ausgerechnet in einer mündlichen Prüfung, im Bewerbungsgespräch oder auf der Bühne überfällt, ist die beste Waffe Ehrlichkeit: Sage dem Prüfer, dass du gerade eine Blockade hast. Versuche, dir kurz Zeit zu nehmen, bewusst zu atmen, dir einen positiven Glaubenssatz zu sagen, und nutze einen dieser Sätze: »Könnten Sie die Frage bitte nochmals wiederholen?«, »Geben Sie mir kurz einen Moment Zeit. Ich muss überlegen«, »Hätten Sie ein Stück Papier und einen Stift? Ich würde vor der Antwort gerne meine Gedanken sortieren«, »Bitte stellen Sie die Frage zurück. Ich möchte diese am Ende beantworten«. Oder: »Kennen Sie das, wenn man sich so sehr bemüht, weil es einem wichtig ist, und so viel lernt, dass schlagartig alles weg ist? Ich bin gerade tieftraurig, weil ich mein Wissen nicht abrufen kann. Kann ich nochmals 5 Minuten haben, mir das Gesicht waschen und mich besinnen?«

Du bist mutig, wenn du trotz deiner Angst nicht davongelaufen bist.

Es wirkt menschlich und sehr nahbar und authentisch, über die eigenen Gefühle zu sprechen und sich verletzlich zu zeigen. Die wenigsten würden unter diesen Umständen kein Mitgefühl empfinden. Im Gegenteil – oft bekommt man einen verständnisvolleren, liebevolleren Umgang vom Gegenüber und dem Publikum. Nimm es leicht, nimm es mit Humor. Überlege dir eine gute und vielleicht auch lustige Aussage, die du machen könntest, um der Situation die Schwere zu nehmen.

Zum Beispiel könntest du sagen: »Oh, jetzt ist mir die Antwort hinuntergefallen«, und dabei unter den Tisch schauen und den Boden absuchen. »Oh, die hab ich wohl verloren. Vielleicht findet die Reinigungskraft sie später, na ja, machen wir mal weiter.« (Mehr zu Schlagfertigkeit im nächsten Abschnitt.)

Was möchtest du sagen, wenn dir die Antwort nicht einfällt?

»Wer alle Wesen in seinem eigenen Selbst sieht
und sein eigenes Selbst in allen Wesen,
verliert alle Furcht.«
Isha Upanishad (Hinduistische Schrift)

SCHLAGFERTIGE ANTWORTEN

Wenn wir gedanklich eine Lösung für eine unangenehme Situation haben, kann dies ausreichend Sicherheit geben und Prüfungsangst vertreiben. Für manche ist es eine Ausrede, um den Raum kurz verlassen zu können: »Das ist mein Chef, das ist wichtig, ich muss rangehen!«. »*Hust* Ich brauche einen Schluck Wasser, ich bin gleich wieder da.« »Ich merke, wie ich gerade meine Tage bekomme.« »Oh nein, ich komme gerade drauf, ich habe meine Tabletten am Morgen vergessen. Ich muss die unbedingt nehmen, sonst kippe ich um.«

Auch wenn du eine wirklich herbe Kritik bekommen solltest oder es mit einer unangenehmen Person zu tun hast, kann eine gute, schlagfertige Antwort Abhilfe schaffen. Es gibt sanfte und harte Schlagfertigkeit. Sanfte wirkt entschärfend und freundlich. Harte Schlagfertigkeit ist ein Gegenangriff, der natürlich nicht in jeder Situation angebracht ist und gut überlegt sein soll, ob dieser zu negativen Konsequenzen führen könnte.

Hier ein paar Beispiele:

Prüfer: »Sie müssen noch viel lernen ...«

»Sie meinen, dass das Thema anspruchsvoll ist? Ja, genau, gerade weil dieses Thema sehr anspruchsvoll ist, habe ich mich dafür entscheiden. Es ist meine Leidenschaft. Danke, dass Sie meine Anstrengungen bemerken.«

»Sie sind ja nervös!«

»Danke, dass es Ihnen auffällt. Mir ist die Prüfung auch besonders wichtig.«

»Das ist völlig absurd!«

»Vielen Dank, ich finde meinen Lösungsansatz auch äußert kreativ.«

»Sie sind wohl dumm?«[13]

»Exakt, daher trete ich zu der Prüfung an und habe die Ausbildung gemacht, weil ich nichts darüber wusste und alles erfahren wollte. Schön, dass Ihnen auffällt, dass ich noch keine 20 Jahre als Experte in dieser Branche unterwegs bin.«

»Da haben Sie recht. Wir waren alle dumm, als wir begonnen haben, uns mit einem neuen Thema zu beschäftigen. Bitte vergleichen Sie mich nicht mit Ihnen, schließlich darf ich noch zahlreiche Jahre Ihrer Praxiserfahrung nachholen.«

»Das ist falsch. Die Antwort lautet ...«

»Das haben Sie erstklassig erklärt! Vielen Dank, genau diese Antwort hat mir noch gefehlt. Darf ich sie aufschreiben?«

»Falsch. Die Antwort ist ... !«

»Ich bin so froh, Sie als Prüfer zu haben. Sie haben immer die besten Antworten parat! Haben Sie schon mal überlegt, ein Buch zu schreiben?«

»Sie haben zu wenig gelernt! Hätten Sie nur früher angefangen ...«

»Vielen Dank für die Lebenshilfe. Ihre Tipps werde ich gerne berücksichtigen.«

»Hätte ich es besser gekonnt, hätte ich es besser gemacht. Aber anscheinend sind Sie der erste Mensch, der noch nie etwas falsch gemacht hat.«

»Eine Frechheit, was Sie hier bieten.«

»Unsachliche Bemerkungen wie diese bringen uns nicht weiter. Wir alle sind daran interessiert, möglichst schnell zu einem Ergebnis zu kommen. Ich empfinde Ihr Verhalten als höchst unprofessionell - aber wir können gern auch andere fragen, wie sie das empfinden.«

»Ich habe gelesen, dass Menschen, die andere kleinmachen, selbst ein schwaches Ego haben, eine Nachwirkung von Kindheitstraumata. Das tut mir wirklich sehr leid für Sie, was Ihnen in der Kindheit widerfahren ist. Lassen Sie uns aber nun wieder zum Thema zurückkommen und sachlich bleiben.«

»Das gehört so. Sie hätten es so machen müssen.«

»Sie klingen gerade wie mein Vater/meine Mutter und glänzen mit Ihrer Erfahrung. Ich bin eben noch nicht so alt und erfahren wie Sie. Aber ich arbeite daran.«

»Ich nehme mal an, Ihr/e Mutter/Vater war genauso kritisch zu Ihnen. Das tut mir leid für Sie.«

»Danke für Ihre Fürsorge, das ist sehr nett von Ihnen. Wenn Sie nicht der Prüfer wären, würde ich Sie jetzt glatt umarmen. Doch zurück zum Thema.«

Was möchtest du sagen, wenn dich jemand kritisiert?

____

____

Was möchtest du sagen, wenn du eine Frage falsch beantwortest?

____

____

Welche weiteren schlagfertigen Antworten könntest du in unangenehmen Situationen verwenden?

____

____

____

Übe bestimmte, für dich hilfreiche Sätze und Phrasen ein und verschaffe dir so Selbstsicherheit.

SPRICH DARÜBER

Wir können ein Haus natürlich allein bauen. Du kannst es dir schwer machen und die ganze Arbeit für dich beanspruchen. Oder du machst es dir leicht und bittest andere um Unterstützung. Klar kannst du allein lernen, allein den Haushalt schmeißen, allein umziehen und die Möbel schleppen - aber du musst es dir nicht immer so schwer machen. Gemeinsam ist es leichter. Ob wir jemanden fragen oder bezahlen - du musst nicht alles allein schaffen. Auch wenn Psychotherapie, Coaches und Lebensberatung Geld kosten, so können sie dir in deiner Entwicklung weiterhelfen und dir einiges von deiner Last abnehmen. Lebensqualität, Leichtigkeit, Wohlbefinden und Glück sind unbezahlbar.

Natürlich geht es allein - aber zu welchem Preis?

Trage nicht die ganze Last auf deinen Schultern. Lasse den vollen Rucksack auch mal für einen Moment los. Stelle ihn ab und lasse ihn auch von anderen betrachten. Allein, dass du andere deinen schweren Rucksack begutachten lässt und Anteilnahme ermöglichst, wird dir die Last leichter vorkommen lassen. Es geht nicht darum, den Rucksack jemand anderem zu geben - schließlich ist es dein Rucksack -, jedoch ist es eine Erleichterung, die Last für einen Moment gemeinsam zu betrachten. Vielleicht gelingt es dir bei dieser Gelegenheit auch, ein paar der schweren, weniger nützlichen Utensilien aus dem Rucksack zu nehmen und an Ort und Stelle zurückzulassen. Denn wir können immer wieder Dinge ausmustern und beiseitelegen, wenn sie nicht mehr zweckdienlich sind.

Wir alle tragen unseren Rucksack.

Er ist vollgepackt mit all unseren Erlebnissen und Erfahrungen. Es sind vor allem die schweren, schmerzhaften Erinnerungen, die zur Last werden können. Das gute, angenehm leichte Gepäck macht weniger Probleme, das tragen wir gerne weiterhin mit. Die gefühlt schweren Steine müssen wir zum Teil mitnehmen, da es wichtig ist, sich an sie zu erinnern, um zukünftiges Leid zu vermeiden. Und doch kann es für Erleichterung sorgen, diese schweren Steine von Zeit zu Zeit mal auszupacken und neugierig zu betrachten. Sie nur herumzuschleppen, ohne jemals wieder genauer hinzusehen und zu hinterfragen, ob diese nach wie vor Relevanz haben, ist Selbstbestrafung.

Du musst nicht das Leid der Welt auf deinen Schultern tragen.

Sprich darüber. Packe aus, was dich belastet. Lasse andere daran teilhaben. Findet Lösungen, erfahre neue Blickwinkel und Perspektiven.

Hole die schweren Steine hervor. Betrachte sie. Lasse andere darauf blicken. Möglicherweise sehen diese dann auch weniger bedrohlich aus, wenn man sie zusammen dreht und wendet. Vielleicht kannst du sie sogar bemalen oder in etwas anderes Schönes verwandeln.

Wenn du schlechte Erfahrungen gemacht hast, wenn du offen über deine Themen sprichst, äußere klar deine Bedürfnisse.

Was wünschst du dir vom Gegenüber?

Möchtest du eine Lösung? Möchtest du, dass dir einfach zugehört wird? Möchtest du, dass dich jemand motiviert und dir gut zuspricht? Möchtest du, dass ihr euch gemeinsam darüber ärgert?

Äußere deine Bedürfnisse.

Sage ganz klar: »Du, ich brauche jetzt keine Lösung, sondern nur jemanden, der mir zuhört und bei mir ist. Glaubst du, du kannst das machen?« »Ich möchte mich nicht in den anderen hineinversetzen, ich möchte mich gemeinsam mit dir aufregen und dass du für diesen Moment auf meiner Seite stehst. Wäre das möglich?« »Danke, dass du mich aufmuntern möchtest, aber so weit bin ich noch nicht. Derzeit bin ich traurig und enttäuscht, bitte verstehe das. Wenn ich bereit bin für Lösungen und motivierende Worte, lasse ich es dich wissen. Können wir es für den Moment einfach schwer und doof sein lassen? Das wäre sehr hilfreich für mich.« »Danke, dass du mir meine Fehler aufzeigst, damit ich es beim nächsten Mal besser machen kann. Aber zurzeit verletzt es mich nur. Am hilfreichsten wäre es gerade für mich, wenn du mich wieder an das Gute in mir erinnern könntest, an meine Fähigkeiten, Stärken und Erfolge. Denn im Moment fühlt es sich nur so an, als wäre da überhaupt nichts. Kannst du mich dabei unterstützen?«

Wie reagieren Menschen in deinem Umfeld auf deine Herausforderungen?

Wie möchtest du, dass sie darauf reagieren? Was würde dir guttun?

Wie kannst du deine Bedürfnisse ausdrücken? Übe dich darin, zu sagen, was du brauchst.

Wie kann ich für dich am besten da sein?

Finde auch heraus, was anderen in so einer Situation helfen würde, und frage: »Wie kann ich für dich da sein?« »Wie kann ich dich im Moment am besten unterstützen?«

Lösungen sind nicht immer nötig, in schmerzhaften Situationen geht es oft nur darum, für jemanden da zu sein und für ihn zu sorgen - eine warme Decke, essen, trinken und es einfach mal schlimm sein lassen. Wenn das Erleben langsam verarbeitet wird, kommt auch der Moment, wenn die Menschen wieder offen sind für Lösungen.

Denn wir geben anderen oft das, was uns selbst guttun würde, ohne zu wissen, was ihnen helfen würde. Wir sind nicht die anderen. Die anderen sind nicht wir. Ein weiteres Thema ist auch oft, dass wir mit den negativen Gefühlen von anderen nicht umgehen können. Wir wollen schlechte Gefühle anderer wegdrücken, weil wir sie auch bei uns selbst weder zulassen noch aushalten können. Es ist ein Gefühl von Machtlosigkeit, nicht helfen zu können, wobei auch die Unfähigkeit, mit den eigenen Emotionen klarzukommen, eine Rolle spielt.

»Ich weiß gerade auch nicht, wie,
aber gemeinsam schaffen wir das schon.«
(Instagram: Freundliche Menschen)

MACH ES EINFACH

Ein Satz, 2 Bedeutungen.

MACH es einfach.

Starte, ohne lange zu überlegen. Lege los, bevor du dir Sorgen machen oder gar daran zweifeln kannst. Sobald du ins Tun kommst, wirst du bei der Aufgabe selbst sein und weniger Platz in deinem Kopf haben, um dich über die Zukunft zu sorgen.

Denke an die 3-Minuten-Regel – sobald du etwas im Kopf hast, starte damit, mache es zumindest für 3 Minuten. Egal, ob es Wäsche waschen ist, der Spaziergang, Gitarre spielen, lernen oder das Gemüse schnippeln. Nach 3 Minuten kannst du aufhören, wenn du magst, oder auch weitermachen. So verlierst du die Hemmung, überhaupt anzufangen.

Mach es EINFACH.

Wir neigen dazu, Dinge kompliziert zu machen. Es gibt auch immer einen einfachen Weg. Versuche heute zu überlegen, wie die einfachste Herangehensweise aussehen könnte. Die am wenigsten aufwendige Arbeitsweise ist oft genauso gut oder sogar besser.

Eine einfache Antwort. Eine einfache Zusammenfassung des Stoffes, eine einfache Art, das Verkaufsgespräch aufzusetzen oder die Präsentation zu gestalten.

Wir nehmen uns so viel Zeit, wie wir haben.

Wenn du 3 Stunden Zeit für einen Aufsatz hast, wirst du 3 Stunden brauchen. Wenn du 30 Minuten hast, wirst du 30 Minuten brauchen. Studien haben gezeigt, dass mehr Zeit auch nicht zu viel besseren Ergebnissen führt. Die Zeit ist relativ, denn man nimmt sich so viel Zeit, wie man hat.

Gehe die nächsten Tage mit dem Motto »Mach es einfach!« durch den Tag, und erlebe, wie sich dieser Spruch auf dich, deine Herangehensweise, deine Gefühle sowie auf dein Stresslevel auswirkt.

Was schiebst du gerne auf?

Was ist kompliziert und könnte einfacher werden?

Wie könnte es einfach aussehen?

Was müsste ich tun, um mein Ziel zu erreichen?

»Angst tötet, Hoffnung belebt.«
Walter Ludin

REIZ-REAKTION

Betrachte die Situation so wertfrei wie möglich. Das Gefühl, das in dir ausgelöst wird, hat gute Gründe und somit auch seine Berechtigung. Trotzdem ist es dein Gefühl, und du hast die Macht darüber, zu entscheiden, diesem Gefühl zu folgen und den Körper darauf reagieren zu lassen. Doch du bist mehr als dein Gefühl.

Gefühle sind echt, aber sie sagen nicht immer die Wahrheit.

Wie Rumi sagt: »Du bist das Gasthaus, nicht der Gast.« In deinem inneren Raum dürfen alle Emotionen sein, sie tanzen, fluchen, springen und weinen. Sie gehen aber auch wieder.

Wenn eine Situation oder Person in dir ein negatives Gefühl auslöst, dann ist es dein Thema, denn es belastet dich, nicht die andere Person. Somit bekommst du Macht, kannst Verantwortung für deine Anschlusshandlung übernehmen und bleibst auch handlungsfähig.

Du bist die Person, die die Gefühle wahrnimmt. Du bist nicht das Gefühl.

Während du deine Reaktion verzögerst, tief durchatmest und dir Gelassenheit aus dem Körper hervorholst, hast du Zeit, die

Situation ganz genau und mit einem klaren Kopf zu analysieren. Dazu kannst du dir folgende entspannende Fragen stellen:

»Wird die Situation besser, wenn ich mit Angst, Stress oder Ärger reagiere?«

»Ist die Situation es wert, meinen inneren Frieden aufzugeben?«

»Was ist mir wichtiger? Recht zu haben, Kontrolle zu bewahren, das Ergebnis zu erzielen ODER mein Seelenfrieden?«

»Wie würde ein wirklich gelassener Mensch reagieren?«

Alles hat seinen Preis.

Sich alles durch den Kopf gehen zu lassen, sich über sich selbst zu ärgern, sich Stress zu machen - all das kostet auch immer Energie. Der innere Widerstand gegen die Situation, wie sie ist, lässt maximale Energie hochfahren, um schnellstmöglich eine Lösung dafür zu finden.

Was ist der Preis dafür, sich den Angstgedanken und dem Stress hinzugeben?

»Ein Held spürt die gleiche Angst wie ein Feigling. Aber ein Held handelt anders.«
Unbekannt

TROTZMACHT

Die letzten Jahre war die Prüfungsangst da. Heute kann es anders sein. Morgen ist ein neuer Tag, es gibt eine neue Chance, es anders zu machen als gestern.

Werde Meister deines Verstandes und nicht der Sklave deiner Gedanken.

Du steuerst deinen Kopf, nicht dein Kopf dich.

Du musst dir von dir nicht alles gefallen lassen. Du kannst deinen Gedanken trotzen. Du musst nicht darauf eingehen. Du hast die Macht über deinen Geist, du hast die Macht, jeden Tag alles zu verändern. Auch wenn du 100-mal in deinem Bemühen gescheitert bist, so hast du beim 101. Mal wieder die Möglichkeit, anders zu reagieren. DU entscheidest jedes Mal neu, wie du damit umgehen möchtest. Und auch am Tag darauf hast du wieder die Wahlmöglichkeit.

BIS HEUTE war es so.
Ab JETZT kann es anders sein.

Zu trotzen und dein Verhalten bewusst zu verändern wird durch die Sinnfindung möglich und das Bewusstsein der Entscheidungsmacht. Die Trotzmacht des Geistes, also die Möglichkeit, zu widerstehen und es anders zu machen als zuvor, ist gegeben. Das kann die Wahl sein, heute keinen Kaffee zu trinken, nicht die ganze Schokoladentafel zu vertilgen, den Kollegen heute anders zu begrüßen oder den Abend einmal anders zu gestalten. Du lässt dir von anderen auch nicht alles gefallen, also lass dir auch nicht alles von dir gefallen.

Wenn du denkst: »Ich kann das nicht«, sage: »Ich kann das NOCH nicht.« Statt: »Ich hatte noch nie eine Prüfung ohne Angst«, sage: »Ich hatte NOCH keine Prüfung ohne Angst.« Deine Vergangenheit ist nicht deine Zukunft. Lasse dein Gestern nicht dein Heute bestimmen. Deine Vergangenheit ist vergangen, lasse sie los, sie wird nie wiederkommen.

Was musst du dir von dir nicht mehr gefallen lassen?

____

____

Warum? Nenne mindestens 3 Gründe!

____

____

Wie hoch oder was ist der Preis für die Beibehaltung?

____

____

Für wen oder was willst du dich verändern? Wo macht es für dich Sinn?

Wenn du 5 Jahre nach vorne gehst und auf dein heutiges Ich zurückblickst - worauf wärst du stolz?

Wenn die Prüfung ein Film wäre - welchen Titel könnte dieser Film haben?

Welche Rolle hast du in diesem Film?

Welche Rolle hättest du gerne in diesem Film?

Was wäre der spannendste Moment und zugleich der Höhepunkt des Films? Wie reagierst du als Hauptdarsteller?

Was wäre ein schönes Happy End für deinen Film?

Easy choices, hard life. Hard choices, easy life.
(Leichte Entscheidungen, hartes Leben. Harte Entscheidungen, leichtes Leben.)

VERANTWORTUNG ÜBERNEHMEN

Entscheide dich heute dafür, die beste Version von dir zu werden. Übernimm die Verantwortung für dein Wohlbefinden – du bist zu 100 % dafür verantwortlich, wie es dir geht. Nichts im Außen ist dafür verantwortlich, du allein entscheidest, wie du damit umgehst, wie du dich um dich kümmerst, worüber du dich ärgerst oder unzufrieden bist. Es sind deine Gefühle, somit bist du auch dafür verantwortlich, nicht dein Gegenüber, nicht die Umstände.

Es ist an der Zeit, dein Leben selbst in die Hand zu nehmen.

Viele Menschen verharren in ihrer Opferrolle, obwohl sie damit unglücklich sind. Das Problem an der Sache ist: Viele Menschen merken nicht einmal, dass sie unzufrieden sind. Oder sie merken es, können aber die Ursachen nicht identifizieren. Sie schieben es auf die »Gesamtsituation«. Natürlich kannst du nicht beeinflussen, ob dein Gegenüber dich mag, ob du gemobbt wirst, ob du als Erste oder Letzte drankommst. Trotzdem hast du immer die Möglichkeit, etwas an der Situation zu verändern, und wenn es nur deine Reaktion darauf ist und dein Gefühl dabei. Nicht immer wird deine Strategie von Erfolg gekrönt sein, doch es gibt aus jeder Sackgasse einen Ausweg – du musst ihn nur finden und den Mut fassen, die notwendigen Schritte zu gehen.

Du kannst dich heute dafür entscheiden, dein Leben selbstbestimmt zu führen.

Lasse die Angst nicht mehr die Entscheidungen für dich treffen, Termine absagen, das Lernen verschieben oder sonstiges vermeiden. Übernimm du die Verantwortung für deine Entscheidungen und lasse deine Angst nicht mehr so viel mitreden. Denn sie wird erst weniger laut werden, wenn du ihr bewiesen hast, dass die gefürchteten Situationen nicht so schlimm sind, wie sie denkt. Dafür müssen wir die Angst zu den herausfordernden Situationen mitnehmen.

Angst wird auch immer von Mut begleitet. Du kannst trotz deiner Angst starten. Du musst deine Angst nicht zuvor auflösen. Du darfst sie mitnehmen und trotz aller Bedenken, Sorgen und Zweifel einfach mal machen.

Wer ist verantwortlich für deine Angst? Wer hört auf die Angstgedanken und -gefühle?

____

____

Wer ist der Chef – du oder die Angst? Wer trifft die Entscheidungen – du oder deine Angst?

____

____

____

Was hat dir deine Angst schon alles genommen und dich verpassen lassen?

Findest du es rückblickend gut, oder möchtest du es in Zukunft anders machen? Wenn ja, warum und wie?

Was kann dein Mut deiner Angst sagen, wenn es besonders herausfordernd wird?

Wofür würdest du jedes Leid der Welt ertragen, wenn du wüsstest, dass es funktionieren würde?

Wie würde ein Leben ohne Angst aussehen? Was wäre anders?

Wie würden andere bemerken, dass deine Angst dich und dein Leben nicht mehr bestimmt?

»Das größte Gefängnis, in dem wir leben, ist die Angst davor, was andere von uns denken.«

Unbekannt

SELBSTWIRKSAMKEIT

Du kannst nicht beeinflussen, was du empfängst, was dir das Leben zuspielt, welche Krankheiten du haben wirst und welche Verluste du erleidest - jedoch kannst du bestimmen, wie du damit umgehst. Du hast es in der Hand, all das, was du erfahren wirst, mit deiner Reaktion darauf sowie allen sich daraus ergebenden Konsequenzen zu steuern. Du entscheidest, was du aussendest und zu welchem Menschen du dadurch werden willst.

Du erschaffst deine Persönlichkeit,
nicht das Außen.

Deine Gedanken sind unsichtbar, niemand außer dir nimmt sie wahr. Was andere aber bemerken, ist dein Verhalten, deine Reaktion auf deine Gedanken. Somit sind nicht deine Gedanken die Grundlage für deinen Charakter und die Außenwahrnehmung, sondern es ist deine Reaktion und Trotzmacht auf so manches, was du denkst oder fühlst. Es ist immer noch eine Entscheidung, selbstbewusst, stark und mutig zu reagieren oder der Angst recht zu geben und sich zurückzuziehen. Was andere wahrnehmen und wie sie dich sehen, das ist deine Reaktion auf dein innerstes Erleben.

Deine Gedanken: »Mich freut es jetzt, nicht zu lernen«, sieht niemand. Was die Menschen aber sehen, ist, dass du nicht am Schreibtisch sitzt und lernst, sondern mit Freunden unterwegs bist. »Das könnte schiefgehen«, hat sich schon jeder gedacht, der auf einer großen Bühne stand, jedoch sind diese Persönlichkeiten nicht darauf eingegangen und haben bewusst den Sorgen und Zweifeln getrotzt. Denn Zweifel und Ängste haben wir alle. Nur lassen sich manche davon nicht abhalten. Wenn die Angst unser Leben bestimmt, ist unser Leben sehr eingeengt.

Deine Handlungen erschaffen deine Persönlichkeit.

Erst wenn dir bewusst ist, dass du durch dein Handeln von einer Person zur Persönlichkeit wirst, wird dir die Tragweite all dessen bewusst. Mit jeder Entscheidung, für oder gegen etwas, sagst du etwas über dich aus. Du definierst dich selbst und deine Werte durch jede Entscheidung.

»Zwischen Reiz und Reaktion liegt ein Raum. In diesem Raum liegt unsere Macht zur Wahl unserer Reaktion. In unserer Reaktion liegen unsere Entwicklung und unsere Freiheit.«
Viktor Frankl

Welche Person möchtest du sein?

____

Welches Verhalten zeigt diese Person?

____

____

Welches Verhalten zeigt diese Person nicht?

Was ist das schönste Kompliment, das dir eine Person machen könnte?

Was wäre das Schlimmste, was andere über dich sagen könnten?

Für welche Werte möchtest du stehen (Ehrlichkeit, Mut, Offenheit, Herzlichkeit, Optimismus etc.)?

____

____

____

____

Nenne deine 3 wichtigsten Werte in absteigender Reihenfolge!

1. ____

2. ____

3. ____

Welche Werte vertrittst du schon gut – welche weniger? Warum?

____

____

Was sollen Menschen über dich sagen?

Was willst du nach der Prüfung über dich sagen können?

Was möchtest du in die Welt hinaustragen?

»Was der Mensch wirklich will,
ist letzten Endes nicht das Glücklichsein,
sondern ein Grund zum Glücklichsein.«
Viktor Frankl

WAS KANN ICH TUN, SELBST WENN …

Angstgedanken haben vor allem den Zweck, uns zu schützen. Wir wollen Sicherheitsmaßnahmen im Heute treffen, um die Zukunft - soweit möglich - kontrollieren zu können. Um die Ängste zu reduzieren, können wir heute Sicherheiten schaffen, indem wir uns konkrete Handlungsvorschläge machen, um in den befürchteten Situationen verschiedene Möglichkeiten bereit zu haben und weniger überfordert zu sein.

Was tue ich, wenn …

Was war in der Vergangenheit schwierig?

____

____

____

Wie kannst du beim nächsten Mal reagieren?

____

____

Wir haben schon viele Methoden und Techniken in diesem Buch erarbeitet. Nun geht es darum, passende für dich zu finden und immer wieder zu üben. Gedanken und Verhaltensänderungen sind Training. So wie das Radfahren, das Lernen von Englischvokabeln und das Anwenden von mathematischen Formeln Übungssache sind, so ist es auch der Umgang mit Angst.

Denke dir eine oder zwei konkrete Strategien für jedes Szenario aus und gehe sie gedanklich immer wieder durch. Je öfter du über den Ausweg sowie ein anderes Verhaltensmuster nachdenkst und es übst, umso greifbarer und umsetzbarer wird es in der Realität. Die Nervenbahnen müssen erst geschaffen werden, damit ein neues automatisiertes Verhalten möglich ist, dafür muss der gedankliche Pfad oft gegangen werden, bis aus einem zarten Pfad eine Straße wird.

Was mache ich, wenn ich eine Antwort nicht weiß oder einen Blackout habe?

Möchtest du zur nächsten Frage gehen? Bittest du um kurze Bedenkzeit? Du kannst tief durchatmen, die Frage des Prüfers wiederholen oder die Frage in eigenen Worten wiederholen und erfragen, ob du sie richtig verstanden hast. Auch einen Schluck Wasser zu trinken oder eigene Affirmationen wie »Ich schaffe das. Ich habe schon viel geschafft« können helfen. Du kannst zuerst einen Nebenaspekt der Frage beantworten und zeigen, was du weißt. Die Wahrscheinlichkeit, dass dir der Hauptaspekt dabei wieder einfällt, ist dann groß. Auch das Gefühl, doch einiges zu wissen und gelernt zu haben, hilft dir weiter. Beginne zuerst mit einer anderen Frage, die du leicht beantworten kannst, und verlege das Schwierige nach hinten. Bei schriftlichen Prüfungen kannst du Distanz schaffen, indem du auf die Toilette gehst oder aus dem Fenster schaust. Auch den Blackout oder die Nervosität bei mündlichen Prüfungen oder Präsentationen zuzugeben kann Erleichterung verschaffen.

Denke das Szenario mehrmals durch und notiere für dich passende Lösungs- und Verhaltensansätze, die du gedanklich immer wieder durchspielst, so das Horrorszenario jedes Mal auflöst und positiv beenden lässt. Starte mit 1., 2. und 3., und lasse die Situation positiv enden.

Was machst du, wenn du einen Blackout hast?

____

____

Was machst du, wenn du eine Antwort nicht weißt?

____

____

____

Auch bei den körperlichen Symptomen haben wir Strategien notiert, die helfen können, Körper und Geist zu beruhigen. Für heftige Gefühle hast du ebenfalls hilfreiche Ansätze geübt, z.B. die Arbeit mit inneren Bildern, Ablenkung etc. Nun geht es darum, diese für dich anzuwenden und zu üben. Finde für dich passende Verhaltensweisen. Notiere hier wieder den ersten Versuch, und falls dieser nicht klappt, was du dann machen kannst (2.). Wenn auch dieser nicht funktioniert hat, gehe zu deiner maximal dritten Strategie, die du dir zuvor notiert hast (3.).

Was machst du, wenn du Herzklopfen wahrnimmst?

Was machst du, wenn dir schwindelig oder schlecht wird?

Wie reagierst du, wenn du kritisiert wirst?

Was machst du, wenn du zu stottern beginnst?

Was machst du, wenn Kolleg*innen davor oder danach über die Inhalte sprechen?

____

____

Wie reagierst du, wenn du dich ungerecht behandelt fühlst?

____

____

Was machst du, wenn du beginnst, dich zu vergleichen?

____

____

Was machst du, wenn Versagensbilder in deinem Kopf auftauchen?

____

____

Was machst du, wenn du Symptome einer Panikattacke wahrnimmst?

Was machst du, wenn du Gedankenkreise (Overthinking) wahrnimmst?

Für mehr Lösungsansätze frage auch gerne Freunde, Familie oder Kollegen, welche Strategien und Werkzeuge sie nutzen. Vielleicht ist hier auch etwas Hilfreiches für dich dabei. Denke aber immer daran, dass wir individuelle Wesen sind und unterschiedliche Vorlieben haben. So muss die eine Strategie, die für diese eine Person alles verändert hat, nicht deine Lösung sein. Jedoch schadet es nicht, etwas Neues zu versuchen. Schließlich lernen wir daraus, wir erfahren mehr über uns selbst und sind um eine Erkenntnis reicher.

»Frage dich jedes Mal, wenn du versucht bist, auf dieselbe Weise zu reagieren, ob du ein Gefangener der Vergangenheit oder ein Pionier der Zukunft sein möchtest.«

Deepak Chopra

PRÜFUNGSSITUATION ÜBEN

Zu Beginn war alles schwer. Du hattest schon oft Unsicherheiten und erste Male, bis der Zeitpunkt kam, als du dich stark und sicher dabei gefühlt hast. Diese innere Sicherheit kann jedoch erst entstehen, wenn du dich der Situation stellst und übst.

Alles war schwer, bevor es leicht geworden ist.

Prüfungsangst verliert umso mehr Macht, je vertrauter man mit Prüfungssituationen ist. Es kann also helfen, Prüfungssituationen regelmäßig zu üben. Probeklausuren und mündliche Prüfungen mit Freunden unter realistischen Bedingungen sind ein gutes Mittel, die Prüfungsangst zu überwinden. Je vertrauter wir mit Situationen sind, umso weniger muss unser Kopf versuchen, die Situation einzuschätzen. Je mehr Erfahrungswerte, umso realistischer werden die eigenen Einschätzungen, und umso sicherer und vertrauter fühlen wir uns dabei.

Hast du genug Übung?

Wie viel Zeit investierst du täglich in dich und deine Entwicklung?

Sollte es mehr oder weniger sein?

Was musst du tun, um sagen zu können: »Ich habe mein Bestes gegeben!«, und zufrieden mit dir zu sein?

Welche 3 Dinge tust du heute, um dich deinen Zielen näher zu bringen?

Wenn wir es besser gekonnt hätten,
hätten wir es besser gemacht.

Nimm den Druck raus. Wie bei der »Millionenshow« gibst du dein Bestes und beantwortest Fragen. Es gibt auch zahlreiche weitere Quizsendungen, bei denen du locker drauflos probierst. Der Unterschied ist, dass man bei einem Spiel oft leichter verlieren kann. Ohne Druck funktioniert es aber tausendmal besser. Und obwohl du bei deiner Prüfungssituation keine Million Euro gewinnen kannst, würdest du bei einem Spiel viel entspannter sein.

Fokussiere dich auf den Spaß, nicht auf die Fehler.

Verändere deinen Fokus! Setze den Fokus nicht auf Fehler, nicht auf das Gewinnen, sondern auf den Spaß.

Nimm dir vor, Spaß dabei zu haben. Für Spaß und Freude musst du selbst sorgen, diese kommen nicht von allein. Wenn du dich darauf konzentrierst, eine schöne Zeit zu haben, und nicht darauf, richtig oder falsch zu sein, wird sich dein Gefühl für die Situation verändern.

Fehler zu machen kann man auch üben. Dies kann auch sehr unterhaltsam und lustig sein in einer sicheren Umgebung. Man kann als spielerischen Ansatz z.B. versuchen, jede Frage absichtlich falsch zu beantworten, um die Scham und die Angst vorm Fehlermachen zu verlieren. Die kreativste und absurdeste Antwort gewinnt!

Bei der Frage: »Wie lange dauerte der 40-jährige Krieg?«, könnte die Antwort lauten: »20 Tage, sie mussten ja schlafen«, oder: »Vermutlich 39,5 Jahre, aber sie haben aufgerundet.« »Wie viel soll der Mensch am Tag etwa trinken?« - »Mein

Kollege trinkt 4 Tassen Kaffee und kommt damit ganz gut durch, reicht anscheinend.« »Nenne ein gefährliches Tier!« – »Meine Hasen haben mich schon mal gebissen, und die Zähne tun echt weh, also Hase!«

Fehler sind eine Überraschung des Lebens.

Versuche, gelassen und optimistisch an die Sache heranzugehen. Je selbstbewusster du bei deiner Antwort bist und je mehr Spaß du dabei hast, umso lustiger wird es für alle werden!

Fehler üben

1 + 1 ist?
Wie lange dauerte der 40-jährige Krieg?
Wie lange sollte ein Durchschnittsmensch in der Nacht schlafen?
Nenne ein gefährliches Tier!
Nenne eine italienische Spezialität!
Die Österreichfahne hat welche Farben?
Womit kann man Papier schneiden?
Wie heißt der größte Fluss in Österreich?
Nenne 4 Sprachen!
Was ist 5 plus 6?
Was ist 3 mal 4?
Nenne 5 Farben!
Was ist 2 mal 9?
Wie viele Tage hat der Februar?
Wie hoch ist die Umsatzsteuer?
Wie heißt der 10. Monat?
Wie viele Beine hat eine Spinne?
Wie viele Monate hat das Jahr?

Sage das Alphabet auf!
Nenne 4 Planeten!
Nenne 5 Bauernhoftiere!
Nenne die Farben der Deutschlandfahne!
Welche Jahreszeit beginnt im September?
Welche bekannte Marke hat einen angebissenen Apfel als Logo?
Wie viele Buchstaben hat das Wort »Sonnenblumenkern«?
Nenne die Hauptstadt von England!
Wann blühen die Kastanien?
Wie viele Buchstaben hat das Wort »Donaudampfschiff?«
Wie heißt der 6. Monat?
Nenne mind. 4 Zutaten für einen Kuchen!
Nenne 3 Comicfiguren!
Nenne 5 Eigenschaftswörter!
Was wird am 31. Oktober gefeiert?
Welche Farbe hat die Plastikmülltonne?
Zähle von 30 runter bis 15!
Wie heißt die kleinste Geldeinheit des Euro?
Nenne 5 verschiedene Gemüsesorten!
Nenne die Hauptstadt von Deutschland!
Nenne 5 Früchte!
Welche Farben hat eine Giraffe?
Wie viel sollte ein Mensch am Tag etwa trinken?
Erzähle einen Witz!
In welchem Alter kommen Kinder in die Schule?
Nenne 7 Dinge oder Tiere, die schneller sind als ein Mensch!
Zähle die Wochentage auf!
Wann wird Silvester gefeiert?
Wenn die Seite eines Quadrats 5 cm lang ist, wie lang sind dann die anderen Seiten?
Wenn die Seite eines Quadrats 5 cm lang ist, wie groß ist dann die Fläche?

Nun haben wir ein paar schwerere Fragen. Du wirst merken, dass es einen Unterschied für dich persönlich macht, ob du die Antwort weißt und bewusst falsch antwortest oder ob du falsch antwortest, weil du die Antwort nicht weißt. Obwohl das Ergebnis dasselbe ist - eine Abweichung vom Wunschresultat -, so zeigt es, wie bedeutsam es für uns ist, Kontrolle zu haben sowie das Gefühl von »Ich könnte es, wenn ich wollte«.

Du kannst immer alles schaffen und lernen. Die Frage ist nur, wie wichtig es dir ist und wie viel Zeit du hast und dafür benötigen würdest. Jeder könnte ordentlich sein, jeder könnte Muskeln aufbauen und trainieren, fast jeder könnte einen Marathon laufen oder eine neue Sprache lernen. Aber willst du das auch? Wie wichtig ist es dir? Oder brauchst du deine Energie und Zeit für andere Dinge in deinem Leben?

Wir haben nur 100 % Energie zur Verfügung.

Unsere Energie und Zeit sind begrenzt. Daher müssen wir weise wählen, worauf wir unsere Akkuladung verwenden. Auch von den 12 Stunden im Wachzustand bleibt nicht viel übrig, um alles zu lernen und zu schaffen. Das ist ganz natürlich. Daher gilt es, Prioritäten zu setzen. Zugleich könnte jeder alles, wenn er sich dafür entscheiden würde und es zur Priorität gemacht hätte.

Auch bei der nächsten Fragerunde übe dich im Fehlermachen. Es kann sehr hilfreich sein, fehlendes Wissen zuzugeben und die dabei auftretenden Gefühle und Gedanken auszuhalten.

Lerne, dich zu akzeptieren, auch wenn du (noch) nicht perfekt bist.

Wie hieß der erste österreichische König?
Wie viel ist 19 × 345?
Wann hatte Queen Elizabeth Geburtstag?
Wie lauten die ersten 5 Stellen von Pi?
Aus was besteht Blut?
Wie viel Wasser hat der Pazifik?
Wie weit ist der Kongo entfernt?
Wie rechnet man den Cashflow aus?
Wann starb Walt Disney?
Wie hießen die Erfinder von Pac-Man?
Was war die erste Fernsehserie?
Wie lautet der lateinische Begriff für den Oberarmknochen?
Wie nennt man die kleinste Einheit?
Wie lautet die Formel für die Geschwindigkeit?
Wann wurde der Euro eingeführt?
Wie heißt der derzeitige Bundeskanzler?
Was sind Mikroben?
Was ist eine Integralrechnung?
Wer erfand die Glühbirne?
Welcher Musiker hatte die meisten Nummer-1-Hits?
Nenne die Hauptstadt von Hawaii!
Nenne die Hauptstadt von Venezuela!
Wie heißen die Macher der Simpsons?
Was ist die Aufgabe eines Produzenten?
Was sind die Aufgaben eines Bürgermeisters?
Was ist ein Konjunktiv?
Was ist ein Modalverb?
Welche Signalwörter gibt es für die »past tenses«?
Aus welchen 3 Teilen besteht eine Erörterung?
Wie nennt man die rosa Farbe auf den Wangen?
Wer führte die Schulpflicht ein?
Für was steht die Abkürzung »DI«?
Wann wird das chinesische Neujahr gefeiert?

Warum schmatzen Chinesen beim Essen?
Wann wird der Vatertag gefeiert?
Was ist das größte Tier der Welt?
Wie heißt der höchste Berg der Welt?
Was bedeutet das lateinische Wort »cum«?
Was bedeutet das lateinische Wort »caput« auf Deutsch?
Wie viele Buchstaben hat das hawaiianische Alphabet?
Wie viele Weihnachtsbäume werden in Deutschland/Jahr verkauft?
Wie viele Einkerbungen hat ein Golfball?

Keine bestandene Prüfung der Welt ist eine Garantie fürs Glücklichsein.

Es ist total in Ordnung, nicht alles zu wissen. Wir sind nicht auf der Welt, um alles Wissen anzuhäufen. Erstens schafft dies niemand bei der Unmenge an Information, und zweitens macht Mehrwissen sogar unglücklicher. Nutze daher lieber die Zeit für schöne Erlebnisse und genieße das Leben!

Was wirst du mit 80 Jahren über deine heutige Situation denken?

____

____

Was hast du mit 80 Jahren alles geschafft?

Was ist für dich der Sinn des Lebens? Worum geht es? Warum bist du auf dieser Welt?

Wie wichtig sind dir für dein Lebensglück Noten, Prüfungen und die Bestätigung von außen? Geben sie deinem Leben Sinn?

Wären all deine Probleme sowie die der Menschheit mit einer bestandenen Prüfung gelöst?

Was wäre wirklich hilfreich, würde deinem Leben einen Sinn geben und Zufriedenheit schenken?

____

____

»Nicht den Tod sollte man fürchten,
sondern dass man nie beginnen wird zu leben.«
Marcus Aurelius

APTD

APTD steht für »Always plan tomorrow today« und ist eine Selbstmanagement-Technik, die auch du für dich nutzen kannst.

Always plan tomorrow today.

Stress, der kleine Bruder der Angst, entsteht aufgrund einer möglichen Bedrohung in der Zukunft. Es entsteht Unsicherheit, die wir durch Kontrolle und Vorhersagen von möglichen Konsequenzen eindämmen wollen. Die Hilflosigkeit kann vor allem durch einen Plan, der Sicherheit gibt, sehr gut gebändigt werden.

Plane deinen nächsten Tag schon am Vortag! Lege dir am Abend zuvor deine Kleidung heraus. Plane deine Pausen ein sowie deren Gestaltung. Teile deine Arbeitsaufgaben mit der dafür geschätzten Zeit inklusive Pufferzeiten ein. Sieh dir an, welche Meetings anstehen und welch andere Aufgaben du diese Woche noch angehen möchtest.

Auch deine Freizeitaktivitäten zum Entspannen und Krafttanken kannst du schon vorab planen, um sicherzugehen, dass du für sie auch Zeit hast.

Sollten sich zu viele ungeplante, aber wichtige To-dos angehäuft haben, die dich dazu zwingen, deinen Plan zu verwerfen, so ist das nicht schlimm. Man kann an diesem Abend einen neuen Plan erstellen, der derlei berücksichtigt.

Doch dann sei nicht böse auf dich, denn es war die beste Entscheidung, sich nicht an den Plan zu halten. Es war schließlich die bessere Lösung, auch wenn diese nicht perfekt war.

Wenn nun etwas neu für dich ist oder war, unerwartet geschah oder du - deiner Meinung nach - auf eine bestimmte Situation nicht zufriedenstellend reagiert hast, dann überlege dir, wie du dich (beim nächsten Mal) angemessen verhalten kannst.

Solange du daraus lernst, ist jede Herausforderung ein großartiger Lehrer!

Schließlich ist es nicht schlimm, Fehler zu machen, überfordert zu sein, etwas zu vergessen, nicht schlagfertig sein zu können oder etwas falsch eingeschätzt zu haben. Trotzdem kann dies eine wichtige Lektion sein, wenn du dir überlegst, wie es beim nächsten Mal besser werden kann.

Situationen können Freunde oder Lehrer sein.

Entweder gelingt dir etwas gut und war dein Freund. Oder es hat dich herausgefordert und dir etwas beibringen wollen.

Im Buddhismus heißt es auch, dass man Geduld nicht bekommt, wenn man sich diese wünscht, dafür aber Situationen, in denen man Geduld erlernen kann. Wenn du mutig werden willst, dann werden dir Situationen zuteil, in denen du Mut erlernen kannst.

Was möchtest du lernen?

____

____

In welchen Situationen kannst du dies lernen?

____

____

»Angst ist nicht real. Der einzige Ort, an dem Ängste existieren können, sind unsere Gedanken über die Zukunft. Es ist ein Produkt unserer Vorstellung, das uns vor Dingen fürchten lässt, die momentan nicht existieren und vielleicht nie passieren werden. Versteht mich bitte nicht falsch: Gefahr ist sehr real, aber Angst ist eine Wahl.«

Will Smith

ZEITMANAGEMENT

Sei dein eigener Chef, bestimmt, aber liebevoll. Du hast dein Leben im Griff, wenn du bereit bist, dich selbst zu führen.

Werde Manager deiner Zeit.

Zeit ist kostbar und vergänglich. Niemand kann dir deine Zeit zurückgeben, wenn sie vorüber ist. Wir bekommen neue Zeit, jedoch niemals die vergangene zurück.

1 Minute planen spart 8 Minuten Arbeitszeit.

Planung schafft Sicherheit. Für jedes Ziel braucht es die nötigen Maßnahmenschritte, um dorthin zu gelangen. Auch die Prüfung ist ein Teilschritt auf dem Weg zu einem Ziel. Werde dir über die Motivation klar. Bevor du startest, verschaffe dir einen Überblick. »Was kommt alles auf mich zu? Was soll ich können? Wie viel Zeit habe ich noch bis zur Prüfung?« Die Einteilung des Lernstoffes gibt dir Sicherheit im Tun und minimiert die Angst. Denn Angst kommt mit einem hohen Kontrollmechanismus, den wir mit Plänen gut befriedigen können.

Strukturierter Tagesablauf mit gut dosierten Lerneinheiten und (realistische!) Lernpläne mit bestimmtem Tages- oder Wochenpensum helfen, den Stoff einzuteilen, und es wird deutlich, wie viel Zeit noch bleibt.

Wenn die möglichen Prüfungsthemen in Teilschritte zerlegt und portionsweise gelernt werden, kann das Gehirn den Stoff besser verarbeiten. Jede geschaffte Portion ist außerdem ein Erfolgserlebnis, das zusätzlich motiviert.

Plane ein, die Themen 5- bis 7-mal durchgehen zu können. Je nach Umfang und Schwierigkeit benötigt das Gehirn zwischen 3 und 8 Wiederholungen, damit das Wissen gut verankert ist.

Vergiss die Pufferzeiten nicht.

Das Gehirn ist nicht endlos aufnahmefähig. Wir brauchen Pausen - damit wird das Lernen sogar effizienter. Deswegen sollte nach spätestens 90 Minuten eine Viertelstunde Pause gemacht werden. Andere haben eine kürzere Aufmerksamkeitsspanne und verspüren nach 20 Minuten einen Bewegungsdrang, dem auch nachgegeben werden darf. In der jeweiligen Auszeit wird etwas völlig anderes gemacht, z.B. etwas Handwerkliches, Sportliches oder Künstlerisches. Anschließend ist das Hirn wieder fit und aufnahmefähig.

Eine kurze Pause, in der sich im Optimalfall bewegt wird, und dann geht's weiter. Wie deine Pausen am besten für dich aussehen (viele kleine, wenige große), darfst du für dich entscheiden. Spüre in dich hinein, und finde deinen optimalen Lernrhythmus.

Thema:

Prüfung am: Lerntage bis zur Prüfung:

Motivation

»Warum ist der Inhalt wichtig für mich? Warum will ich das schaffen?«

Inhalte durchdenken

»Was sollte ich können? Was sind die wichtigsten Punkte?«

Mindmap

Inhalte strukturieren

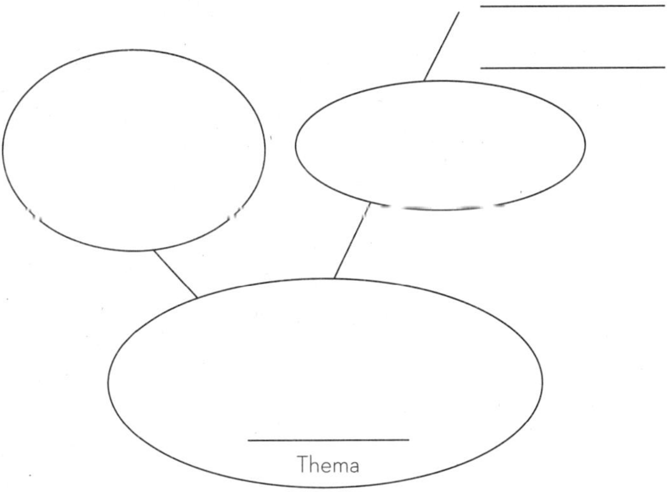

Bewerte dann die einzelnen Unterpunkte mit Farben oder Punkten, wie wichtig diese sind, wie viel Zeit du denkst, dafür zu brauchen. Teile die Wissensgebiete dann im nächsten Schritt in Tages- und Wochenpläne auf.

Eine gute Vorbereitung ist die Grundlage für eine entspannte Herangehensweise.

Erkenne deine Muster und Stolpersteine. Lerne dich kennen, lieben, und wachse mit dir in einer verständnisvollen und freundschaftlichen Verbindung.

Zeichne dir einen Plan, oder suche dir einen aus dem Internet. Sobald du eine gute Vorlage hast, kopiere sie. Wenn sie vor dir liegt, fällt es leichter, damit anzufangen. Hier ein Beispiel für einen Tages- und Wochenplan:

TAGESPLAN			
	Plan	Änderung I	Änderung II
06:00			
06:30			
07:00			
07:30			
08:00			
08:30			

09:00		
09:30		
10:00		
10:30		
11:00		
11:30		
12:00		
12:30		
13:00		
13:30		
14:00		
14:30		
15:00		
15:30		
16:00		
16:30		
17:00		

17:30		
18:00		
18:30		
19:00		
19:30		
20:00		
20:30		
21:00		
21:30		
22:00		
22:30		

Tagesziel	Ziel – Belohnung	Ziel erreicht? (Nein: Maßnahme)
______________	___________	JA NEIN ______________
______________	___________	JA NEIN ______________
______________	___________	JA NEIN ______________

WOCHENPLAN							
	MO	DI	MI	DO	FR	SA	SO
06:00							
06:30							
07:00							
07:30							
08:00							
08:30							
09:00							
09:30							
10:00							
10:30							
11:00							
11:30							
12:00							
12:30							
13:00							

13:30							
14:00							
14:30							
15:00							
15:30							
16:00							
16:30							
17:00							
17:30							
18:00							
18:30							
19:00							
19:30							
20:00							
20:30							
21:00							
21:30							

22:00							
22:30							

Wochenziele	Persönliche (Zufriedenheits-) Note (1–5)	Verbesserungsvorschläge
___________	________	___________________
___________	________	___________________
___________	________	___________________

Fragen, die du dir stellen kannst:

Energielevel

1 2 3 4 5 6 7 8 9 10

Fokus

1 2 3 4 5 6 7 8 9 10

Erinnerungsleistung

1 2 3 4 5 6 7 8 9 10

Spaß

1 2 3 4 5 6 7 8 9 10

Motivation

1 2 3 4 5 6 7 8 9 10

»Was hat heute besonders gut funktioniert? Worauf bin ich stolz? Was habe ich gut gemacht?«

____

____

»Was hat weniger gut funktioniert – was kann ich beim nächsten Mal besser machen? Und wie?«

____

____

»Wo kenne ich mich aus? Wo nicht – wer kann mir dabei helfen?«

Versuche zumindest alles einmal, bevor du sagst, es bringt dir nichts! Lernpläne sowie Selbstreflexionsfragen brauchen nur wenige Minuten und können einen großen Effekt haben, der im Nachhinein einiges an Zeit und Energie einsparen kann.

Etwas zu versuchen hat noch niemandem geschadet! Jede Erfahrung macht dich reicher.

Du kannst diese Pläne nicht nur für Lernziele verwenden, sondern auch für Selbstfürsorgeziele. Egal, ob dies ausreichend Schlaf ist, gesunde Ernährung, das Trinken einer bestimmten Menge von Wasser, Meditations- oder Atemübungen, Zeit in der Natur, Anzahl der Schritte etc.

Wie erläuterst du deine Ziele?

Wie überprüfst du Zwischenergebnisse?

Wie stellst du Zeitpläne sicher?

Wie gehst du mit ungeplanten Abweichungen und Störungen um?

Wie gehst du mit unangenehmen Aufgaben um?

Wie holst du dich aus einem Stimmungstief, um wieder mehr Motivation zu gewinnen?

»Je mehr man ein Ding gefürchtet hat,
desto lieber tritt man es mit Füßen.«
Lukrez

ACHTSAMKEIT IM LERNALLTAG

Lebe Achtsamkeit und Selbstfürsorge in der Prüfungszeit. Gerade in herausfordernden Zeiten braucht es ganz viel Selbstliebe und Verständnis für dich und deine Bemühungen.

Schlaf-Wach-Rhythmus

Ein gesunder Geist wohnt in einem gesunden Körper. Wenn du dich körperlich nicht wohlfühlst, nicht ausgeschlafen bist, müde, hungrig oder kränklich, kann dein Gehirn natürlich nicht seine beste Leistung abrufen. Sorge dich um deinen Körper.

Schlaf ist dabei essenziell, denn im Schlaf verarbeiten wir alle Ereignisse des Tages. Wenn wir lernen, braucht unser Gehirn die Möglichkeit, dies im Schlaf abzuspeichern. Zu wenig Schlaf verhindert, dass sich das Gelernte setzen kann. Mit steigendem Schlafmangel sinken sogar die Aufnahmefähigkeit und die Belastbarkeit, was zu allgemein schlechteren Ergebnissen führt.

Schlaf ist genauso wichtig wie sich die Prüfungsinhalte anzueignen. Dein Wohlbefinden trägt zu einem großen Teil zum Erfolg bei.

Übung: Highlight des Tages
Halte am Abend kurz inne, und rufe dir die schönen Momente des Tages in Erinnerung. Du kannst an die Highlights deines Tages denken oder diese aufschreiben. Suche gezielt nach allen positiven Emotionen des Tages wie Freude, Stolz, Anerkennung, Entspannung etc. Es können auch ganz kleine Dinge sein, z.B. das leckere Frühstück, eine Nachricht von einer Freundin, die warmen Sonnenstrahlen, einer anderen Person geholfen zu haben etc.

Leistungsphasen

Optimal vorbereitet ist, wer zudem seinen individuellen Leistungsrhythmus berücksichtigt. Es gibt ausgeprägte Nachtmenschen, deren Leistungsfähigkeit oft erst gegen 9 Uhr hochfährt, dafür aber bis spät in die Nacht reicht. Dann gibt es Frühaufsteher, die morgens am aufnahmefähigsten sind.

Je nachdem, welcher Lerntyp du bist, kannst du länger schlafen und abends lernen oder auch früher aufstehen, hier nochmals wertvolle Lernzeit einplanen und dafür möglicherweise einen Mittagsschlaf einlegen. Achte und höre auf deinen Körper. Räume der Prüfung hohe Priorität ein und schaffe ein Umfeld, das es dir ermöglicht, Bestleistungen zu bringen.

Übung: Wie geht es mir? Was brauche ich?
Frage dich regelmäßig, wie es dir geht, um frühzeitig zu erkennen, wann Pausen oder Selbstfürsorge notwendig sind. Am besten frage dich in der Früh, in jeder Lernpause und am Abend vor dem Schlafengehen. Finde ein passendes Gefühl, wie z.B. zufrieden, unbekümmert, ängstlich, unruhig, nervös,

besorgt, genervt, kritisch, aggressiv, aufgewühlt, vorsichtig, enttäuscht, energiegeladen, erschöpft usw.

Frage dich im Anschluss, nachdem du deinen Gefühlszustand analysiert und gewürdigt hast: Was brauche ich jetzt? Was würde mir guttun? Dies kann ein entspannendes Bad sein, ein aufmunterndes Zusprechen von Freunden, 5 Minuten Ruhe und die Augen schließen, ein paar Liegestütze, ein motivierendes Lied, 5 Minuten Gedanken aufschreiben, sich auf die eigenen Stärken und Erfolge besinnen usw.

So erkennst du deine Grenzen besser, steuerst schneller gegen Überforderung an und wirst eine viel entspanntere und von Achtsamkeit erfüllte Prüfungsvorbereitungszeit haben.

Trinken & Essen

Vergiss nicht zu trinken. Dein gesamter Körper benötigt Flüssigkeit, auch dein Gehirn. Vor allem wenn wir zu wenig Wasser zu uns nehmen, bekommen wir schnell Leistungseinbrüche, Kopfweh oder verspüren Müdigkeit. Trinke am besten in jeder Pause und versuche, so gut es geht, Wasser zu trinken und auf zu viel Zucker (Energydrinks, Softdrinks etc.) zu verzichten.

Auch die Ernährung spielt eine wichtige Rolle. Mit Sicherheit kennst du das berühmte Mittagstief, wenn nach einem guten, ausgiebigen Essen Müdigkeit vorherrscht und Arbeit kaum zu Ergebnissen führt. Vor allem bei fettigem Essen oder zu großen Portionen braucht unser Körper dermaßen viel Energie für die Verdauung, dass uns kaum noch Energie für alles Weitere bleibt. Daher versuche, dich bestmöglich zu unterstützen, indem du dich gesund und ausgewogen ernährst. Gemüse, Proteine, gesunde Kohlenhydrate und regelmäßige Essenszeiten helfen dem Körper, einen stabilen Energiehaushalt zu führen. Auch zu viel zu essen ist kontraproduktiv – versuche, nur so viel zu dir zu nehmen, dass du nicht zu satt bist. Natürlich kannst du dir Snacks zum Lernplatz mitnehmen und auch hier für stetige Energiezufuhr sorgen. Nüsse, Karottensticks, Maiswaffeln, Äpfel oder Weintrauben können dich motivieren und Energie liefern. Du kannst dich auch mit kleinen Portionen Zucker, wie etwa Schokostückchen oder Fruchtgummi, belohnen - achte jedoch darauf, ob diese dir auch wirklich guttun. Wenn du feststellst, dass deine Konzentrations- und Merkfähigkeit danach rapide nachlässt, was bei Zucker schnell der Fall sein kann, versuche, dies einzudämmen. Schließlich sollen das Lernen und der Weg zur Prüfung möglichst reibungslos ablaufen. Der Körper kann uns dabei eine große Hilfe sein.

Übung: Achtsam essen
Starte achtsam in den Tag und sei direkt beim Frühstück am Morgen in Gedanken ganz beim Essen und/oder Trinken. Wie schmeckt dein Frühstück? Versuche, den Geschmack wahrzunehmen und zu beschreiben. Kannst du die einzelnen Zutaten schmecken? Wie fühlt es sich auf der Zunge an? Wie hört es sich an, wenn du kaust bzw. schluckst? Wie riecht dein Kaffee/Tee/Honigbrot/Müsli? Sei auch während des Tages ganz bei deinen Ess- und Trinkgewohnheiten, sei völlig im Moment, um den Bezug zu dir und deinem Körper herzustellen.

Wenn du merkst, dass deine Gedanken zum bevorstehenden Tag hin abschweifen, sei freundlich zu dir. Nimm es wahr und lenke deine Aufmerksamkeit wieder zurück zum Essen.

Rituale

Gegen das Prokrastinieren sowie für das Etablieren neuer Gewohnheiten können Rituale hilfreich sein. Zum Beispiel kannst du dir immer vor dem Lernen eine Duftkerze anzünden, wild tanzen oder deine Lernpläne ansehen. Auch das Herauslegen von Farben, das Aufräumen des Schreibtisches, eine kleine Runde ums Haus gehen oder eine Atemübung können dich positiv auf das Lernen einstimmen.

Auch beim Einschlafen haben viele vor Prüfungen Probleme. Auch hier kann ein Ritual Abhilfe schaffen. Achte auf positive Gedanken und lege das Lernthema beiseite. Sieh dir Fotoalben an, lies oder sprich deine Affirmationen aus, höre entspannende Musik, trinke eine Tasse Tee oder mache ein paar Dehnübungen. Auch Tagebuchschreiben kann hier nützlich sein, um störende Gedanken loszuwerden und Wichtiges zu strukturieren. Gestalte den Tagesabschluss bewusst positiv und versuche, dir die Auszeit wirklich zu gönnen. Genieße es, lasse dich hineinfallen, sei stolz auf dich und erlaube dir abzuschalten.

Übung: Achtsam frische Luft tanken

Öffne das Fenster und atme tief durch. Spüre den kühlen Wind auf deiner Haut und genieße das Gefühl für einen Moment. Du kannst auch nach draußen gehen und die Augen entspannen, indem du ferne und nahe Pflanzen, Bäume und Gegenstände in dein Blickfeld nimmst. Atme tief ein und spüre, wie sich dein Brustkorb hebt und senkt. Du kannst dabei auch die Augen schließen.

Bewegung

Stehe auf und nimm deinen Körper wahr. Gibt es verspannte Körperregionen? Kreise mit dem Kopf und nimm deinen Nacken wahr, der deinen Kopf so stolz tagtäglich trägt. Hebe und senke die Schultern, und spüre, welche Lasten sie immer wieder zu tragen haben. Schüttle deine Arme und Beine und sei dankbar für ihre großartige Unterstützung. Gehe ein paar Schritte, und wenn es sich gut anfühlt, kannst du auch tanzen, Kraftübungen machen oder dich dehnen.

Übung: Bewegungszeit

Bewege dich in jeder Pause. Dies können ein paar Schritte sein, indem du durchs Zimmer gehst, den Müll hinunterbringst oder einen Handstand machst. Finde zurück zu deinem Körper. Wenn möglich, plane alle paar Tage eine längere Bewegungszeit ein, dies kann z.B. ein Spaziergang am Abend sein, bei dem du im Kopf eventuell noch einige Fragen durchgehst oder noch einmal deinen Tag reflektierst. Bewegungszeit ist keine verschwendete Zeit. Auch bewegtes Lernen ist möglich, wie z.B. mit einem Laufdiktat, bei dem du Antworten und Fragen auf verschiedene Tische legst und dich immer von A nach B bewegen musst, um entweder die Frage zu lesen oder die Antwort aufzuschreiben. Auch Lernplakate zu gestalten bringt Bewegung ins Lernen und Abwechslung vom Stillsitzen.

Übung: Balance

Um Balance halten zu können, braucht es eine starke Aufmerksamkeitsfokussierung. Wenn du angespannt, gestresst oder nervös bist, fällt es besonders schwer, auf einem Bein zu stehen. Es zu versuchen und die innere Mitte wiederzufinden, verlagert den Fokus und hilft dabei, sich zu entspannen. Auch Gegenstände, die auf dem Tisch liegen, sind nützlich, um Fokussierung zu üben oder auch wiederzufinden. Nimm einen Stift, ein Lineal, einen Tischuntersetzer, Spitzer, einen Radiergummi oder was auch immer du findest. Versuche, diesen Gegenstand mit einem oder zwei Fingern zu balancieren. Dabei lernst du, deine Aufmerksamkeit auf den Moment zu lenken und deinen Kopf still und ruhig werden zu lassen.

9.

Abschlussprüfung

Wie viel hast du in diesem Buch gelernt? Bist du bereit für eine Bestandsaufnahme deines Wissens? Dann beantworte folgende Fragen:

Wodurch werden Prüfungsangst, Blackout und Nervosität ausgelöst? Nenne 1–2 Beispiele!

____

____

Was ist Angst? Wodurch wird Angst ausgelöst?

____

Was ist die gute Absicht der Angst? Warum ist sie da? Was ist der Zweck?

____

____

Wie sieht ein guter Umgang mit Gefühlen aus?

Nenne 3 Möglichkeiten, wie Angst verstärkt wird!

Was ist das Gegenteil davon?

Welche Methoden kannst du einsetzen, um die Angstsymptome zu reduzieren?

Welche Gedanken sind hilfreich bei stressigen, unangenehmen Situationen?

Was ist eine Note?

Was beurteilt eine Note?

Was sagt eine Note über dich aus?

Über was sagt eine Note definitiv nichts aus? Nenne 3 Beispiele!

___

___

Was wird durch eine Note (od. Bewertung anderer) alles NICHT verändert?

___

___

Fehler sind …

___

___

Warum ist das Scheitern wichtig?

___

___

Nenne 3 Dinge, die schlimmer wären, als eine Prüfung zu schreiben!

Was sind realistische und hilfreiche Erwartungen an dich und das Leben?

Wie sieht deine Selbstfürsorge aus? Wie betreibst oder verbesserst du sie?

Was denkt eine Person, die von der Situation weniger belastet ist?

Wie wirst du später, in einem Monat oder in einem Jahr, darüber denken?

Was würde schlimmstenfalls geschehen? Was genau wäre daran so schlimm? Wie wahrscheinlich ist das?

Welche ähnlich schwierige Situation hast du schon gemeistert? Wie?

Was würdest du einem Freund zur Unterstützung sagen, der sich in einer ähnlichen Situation befindet?

Wie wichtig ist diese Sache wirklich für dich? Was ist im Leben wichtiger?

Woran kannst du in herausfordernden Situationen denken, das dir Mut und Sicherheit gibt?

Welche Körper- oder Vorstellungsübungen helfen, um bei Überforderung, Stress und Angst herunterzukommen? Nenne mindestens 5!

So richtig lachen musstest du das letzte Mal, als ...

Mein letzter wunderschöner Moment, an den ich mich erinnern kann, war ...

Im Leben geht es um ...

Mein Traumleben sieht folgendermaßen aus:

Meine nächsten Aktivitäten, auf die ich mich freue, sind ...

Mir geht es gut, weil ...

Ich bin einzigartig und besonders, weil …

Mein Highlight in diesem Jahr war …

Mein Highlight letztes Jahr war …

Ich bin stolz auf …

-
-
-

Ich liebe an mir …

-
-
-

Ich bin dankbar für

-
-
-

Was hat sich nach dem Lesen dieses Buches alles verändert?

Auf einer Skala von 1–10, wo stehst du in Bezug auf die Lösung?

1 2 3 4 5 6 7 8 9 10

Was fehlt dir noch? Wo kannst du das finden?

Quellen

1 https://www.van-der-grinten.com/pruefungsangst-alarmierende-zahlen/
2 https://www.aerzteblatt.de/archiv/76888/Pruefungsangst-Starker-Anstieg-nach-Studienreform
3 https://karrierebibel.de/pruefungsangst/
4 https://karrierebibel.de/pruefungsvorbereitung/; https://karrierebibel.de/pruefungsangst/
5 Pohl, E., Keine Panik vor Blackouts. Wiesbaden: Gabler Verlag 2010
6 https://www.jetztnichtmorgen.com/?p=6664
7 https://drvolkerbusch.de/glueck-ist-die-differenz-aus-realitaet-minus-erwartung/
8 https://margritschreier.de/2018/09/bewegung-tut-gut-und-hochsensiblen-ganz-besonders/
9 https://www.genial-einfach-lernen.de/tag/jin-shin-jyutsu/
10 https://www.uniturm.de/magazin/pruefungsstress/hausmittel-gegen-pruefungsangst-934
11 https://www.meinwegausderangst.de/beruhigungsmittel-pruefung/
12 https://www.meinwegausderangst.de/beruhigungsmittel-pruefung/
13 https://karrierebibel.de/schlagfertige-antworten/

Bensberg, G.; Messer, J., *Survivalguide Bachelor*. Berlin; Heidelberg: Springer-Verlag 2014.
Holm-Hadulla, R. M. (Hrsg.), *Psychische Schwierigkeiten von Studierenden*. Göttingen: Vandenhoeck & Ruprecht 2001.
Metzig, W.; Schuster, M., *Prüfungsangst und Lampenfieber. Bewertungssituationen vorbereiten und meistern*. Berlin; Heidelberg: Springer-Verlag 1998.
Pohl, E., *Keine Panik vor Blackouts*. Wiesbaden: Gabler Verlag 2010.
Riemann, G., *Grünes Rezept*. Weinheim: Beltz-Verlag 2000.